光动力治疗
操作技术规范

U0289046

主　审　顾　瑛
主　编　王洪武
副主编　高社干　胡韶山　李长岭　李黎波　王秀丽

科学技术文献出版社
SCIENTIFIC AND TECHNICAL DOCUMENTATION PRESS
·北京·

图书在版编目（CIP）数据

光动力治疗操作技术规范 / 王洪武主编. —北京：科学技术文献出版社，2020.7

ISBN 978-7-5189-6527-4

Ⅰ.①光… Ⅱ.①王… Ⅲ.①光疗法—技术操作规程 Ⅳ.① R454.2-65

中国版本图书馆 CIP 数据核字（2020）第 041009 号

光动力治疗操作技术规范

策划编辑：帅莎莎　责任编辑：帅莎莎　程　寒　责任校对：张吲哚　责任出版：张志平

出　版　者	科学技术文献出版社	
地　　　址	北京市复兴路15号　邮编 100038	
编　务　部	（010）58882938, 58882087（传真）	
发　行　部	（010）58882868, 58882870（传真）	
邮　购　部	（010）58882873	
官 方 网 址	www.stdp.com.cn	
发　行　者	科学技术文献出版社发行　全国各地新华书店经销	
印　刷　者	北京地大彩印有限公司	
版　　　次	2020 年 7 月第 1 版　2020 年 7 月第 1 次印刷	
开　　　本	889×1194　1/32	
字　　　数	149 千	
印　　　张	7　彩插 2 面	
书　　　号	ISBN 978-7-5189-6527-4	
定　　　价	56.00元	

单探幽　河南科技大学附属第一医院

田　军　中国医学科学院肿瘤医院

王洪武　北京中医药大学东直门医院

王佩茹　上海市皮肤病医院

王新帅　河南科技大学附属第一医院

王秀丽　上海市皮肤病医院

吴　军　海军军医大学第三附属医院

薛金萍　福州大学

阴慧娟　中国医学科学院生物医学工程研究所

袁小志　河南科技大学附属第一医院

张梦曦　河南科技大学附属第一医院

曾　昕　四川大学华西口腔医院

邹　珩　北京中医药大学东直门医院

王洪武，博士，教授，主任医师，享受国务院政府特殊津贴专家。现任北京中医药大学东直门医院呼吸病中心主任（原应急总医院副院长，医院学术委员会主任委员、首席专家，兼呼吸内科主任、肿瘤内科主任、职业病科主任）。上海交通大学医学院附属瑞金医院双聘教授，山西医科大学特聘教授，中国科学院合肥研究院特聘研究员，华北理工大学硕士研究生导师。

社会兼职：世界内镜医师协会呼吸内镜协会会长，世界冷冻协会秘书长，亚洲冷冻治疗学会副主席，中华人民共和国国家卫生健康委员会呼吸内镜专家委员会委员，中国抗癌协会肿瘤光动力治疗专业委员会主任委员，北京健康促进会呼吸及肿瘤介入诊疗联盟主席，中国医学著作网介入肺脏医学专家编委会主任委员，中国研究型医院学会常务理事，中华医学会呼吸病学分会介入呼吸病学组常务委员，北京抗癌协会介入治疗委员会副主任委员，北京医学会呼吸病学分会常务委员，北京激光学会副主任委员。

从事呼吸系统疾病及肿瘤临床工作35年，连续三届被评为"全国十佳呼吸介入治疗专家"。多年临床经验表明双靶区治疗是患者的最佳治疗方案，采取物理或生物靶区（局部治疗）与分子靶区（全身治疗）相结合的方法可兼顾局部与全身治疗；对不能手术的患者可行微创靶区治疗，如靶区物理治疗（冷热消融治疗、内镜下介入治疗），靶区放射治疗、靶区化学治疗、靶区血管介入治疗；对不能外放疗的患者还可施行近距离放疗，对不能耐受全身化疗的患者可行局部药物注射或缓释化疗药物植入。

首次提出肺脏介入医学体系的"123"创新理论：①建立一套完整的现代介入治疗体系；②倡导双靶区治疗理念；③遵循"三定"原则，采取适宜治疗方案。倡导肺脏介入医学体系应包括呼吸内镜技术、影像引导下的经皮穿刺和血管介入治疗技术，这一理念近年来得到国内外专家的广泛认可，并在应急总医院建立了专用的气管镜手术室、CT介入治疗室和导管室。应急总医院在国内最早成立呼吸道梗阻急诊抢救绿色通道，每年接收全国各地的患者近千人。

遵循"三定"原则是指治疗前需确定肿瘤的部位、性质和分期。不同的部位需采取不同的治疗手段。在国内最早提出"海—陆—空"联合作战的方案，对气道内肿瘤通过气道（陆）进行内镜介入治疗，对富血管的肿瘤或有血管堵塞时通过血管（海）进行介入治疗，而对发生肺内或其他部位转移的实体肿瘤采用影像引导下的经皮穿刺（空）进行治疗。最早提出中央型气道的八分区方法和四分型方法，便于气道内肿瘤的准确定位（类似气道内的 GPS），且通过大数据发现气道的不同部位有不同的好发肿瘤，并创新应用"王氏硬质镜插入法"，可在5秒内快速插入硬质镜，大大简化了操作流程，为患者的抢救赢得了时间，现已在全国推广应用。临床上特别注重"三位一体"的治疗方法，如气管内与气管外、血管内与血管外、胸腔内与胸腔外的整合治疗。提出加速康复支气管镜（ERAB）和区块链技术在肺脏介入治疗中的应用，亦颇有见地。

近年来获部属医疗成果奖一等奖2项、二等奖8项；发表论文230余篇；主编专著20部，参编专著22部；专利20余项。

经过近四十年的艰苦努力，我国光动力治疗技术从无到有，现在已得到快速发展和普及。

自 2018 年 8 月中国抗癌协会肿瘤光动力治疗专业委员会成立以来，提出了"规范、普及、创新、提高"的宗旨，做出了三件大事：第一，积极整合临床专家资源，汇集呼吸科、肿瘤科、消化科、皮肤科、泌尿外科、神经外科、头颈外科、耳鼻喉科、妇科、介入科、肝胆科等全国各领域从事光动力治疗的各位专家，积极开展临床研究。第二，注重医工联合，探讨光敏剂、激光发生器、光动力学治疗机制，加速光动力学的发展。第三，加强专科队伍建设，成立了 10 个亚专业学组，挂牌成立了 8 个临床培训基地，举办多次基层培训班。

积极推广学术活动，力争打造四个平台：学科建设协作化发展平台、医疗资源高效化利用平台、医疗质量同质化提高平台、科室管理科学化提升平台。力争做到四个共享：专家共享、临床共享、科研共享和教学共享。

在实际工作中，我们发现各地技术水平参差不齐，甚至很多大医院、大专家对光动力治疗知之甚少，亟须规范、普及，我也倍感压力大增。

为此，我们确立了四个发展方向：以科室为发展单位、以专科技术为发展导向、以培养人才为发展根本、以规范化操作为发展目标。

本委员会特邀请来自于全国各地 12 家医院的 30 位专家，撰写《光动力治疗操作技术规范》。这些专家长期从事光动力治疗的临床和基础研究，有丰富的经验。今后，我们将以此为教材，通过基层培训班，手把手教学，无私地将经验传授给大家，提高同质化教学质量。

全书共分四章：前三章重点介绍光动力治疗的原理、光敏剂、光动力治疗设备和光纤，最后一章介绍光动力治疗在各个领域的临床应用。

非常感谢各位专家在百忙之中将自己宝贵的经验奉献给大家。但由于前期工作开展有限，有些经验还不成熟，也欠缺规范，需大家不断地去学习和补充。

希望同行们不忘初心，继续努力，规范开展技术，提高疗效，减少并发症，同时不断汲取新知识，总结经验，使我国光动力治疗能得到普及，更好地为广大患者服务。

王洪武

2020 年 2 月 12 日于北京

目录 Contents

001 第一章　肿瘤光动力治疗的发展历程及治疗原理

一、光动力治疗的发展历程 001

二、光动力治疗肿瘤的机理 007

三、光动力疗法的临床特点 011

四、光动力疗法的优势 012

五、治疗方法 014

018 第二章　光敏剂

一、光敏剂的定义 019

二、光敏剂的化学结构特点 019

三、成功的光敏剂的特点 021

四、光敏剂的分类 023

五、肿瘤 PDT 治疗用的光敏剂 026

六、今后的方向与结论 058

066 第三章　光动力光源设备与导光系统

一、光源设备 066

二、导光系统 078

三、安全事项 ……………………………083

088 **第四章 操作规范**

第一节 中央气道肿瘤光动力治疗操作技术规范……088

一、适应证 …………………………………088

二、禁忌证 …………………………………089

三、术前准备 ………………………………090

四、PDT 治疗设备、光敏剂和光纤 …………090

五、操作过程及技巧 ………………………091

六、疗效评价 ………………………………093

七、并发症及其处理 ………………………094

第二节 头颈部恶性肿瘤光动力治疗操作规范………099

一、口腔肿瘤和口腔黏膜潜在恶性疾患…………099

二、鼻咽癌 …………………………………105

三、喉部肿瘤及癌前病变 …………………111

第三节 消化道恶性肿瘤光动力治疗操作技术规范……118

一、食道癌 …………………………………118

二、胃肿瘤 …………………………………131

三、直肠肿瘤 ………………………………140

第四节 肿瘤介入光动力治疗操作规范……………150

一、肝脏肿瘤 ………………………………150

二、胰腺肿瘤 ………………………………154

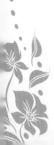

目录

第五节　妇科肿瘤光动力治疗操作规范 160

一、下生殖道癌前病变 160

二、外阴癌 165

三、阴道癌 168

四、子宫颈癌 170

第六节　颅脑肿瘤光动力治疗操作规范 174

一、适应证 174

二、禁忌证 174

三、术前准备 174

四、PDT 治疗设备、光敏剂和光纤 175

五、操作过程及技巧 175

六、疗效评价 177

七、并发症及其处理 178

**第七节　泌尿系统恶性肿瘤光动力治疗操作技术
规范** 181

一、膀胱癌 181

二、前列腺癌 185

三、阴茎癌 187

第八节　皮肤肿瘤光动力治疗 190

一、氨基酮戊酸 -PDT 操作规范 190

二、HpD-PDT 操作规范 196

第九节　胆道肿瘤光动力治疗操作规范 202

一、适应证 202

二、禁忌证 202

三、术前准备 203

四、PDT 治疗设备、光敏剂和光纤 204

五、操作过程及技巧 204

六、疗效评价 206

七、并发症及处理 206

附录——食管光动力治疗流程图 **210**

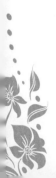

第一章　肿瘤光动力治疗的发展历程及治疗原理

一、光动力治疗的发展历程

光动力治疗（photodynamic therapy，PDT）已有 4000 多年（古埃及时代）的历史。当时人们发现植物中的补骨脂素口服后会积聚在皮肤中。患皮肤白斑病的人口服某些草药（含补骨脂素成分）后，再照日光，白斑消失。但有关 PDT 的科学探索则始于 19 世纪中叶。

1841 年 Sherer 首先在研究血液成分时得到了 Hp，但直到 1867 年 Thudichum 才观察到 Hp 的荧光属性，1871 年被 Hoppe-Seyler 命名为血卟啉（hematoporphyrin，Hp）。

1900 年，德国医学生 Oscar Raab 博士首次撰文论及光动力学，他发现吖啶橙和光的共同作用下，对草履虫产生毒性，由此提出化学物质和光结合能够诱导细胞死亡。同年，他的博士生导师 Tappeiner 教授撰文预测了荧光物质在医学中有重要的潜在应用价值。

1902 年，Ledoux-Lebards 研究曙红对草履虫的光敏杀伤作用时，观察到在敞口的烧瓶比密闭的杀伤效果更好，所以他推测氧的存在是完成 PDT 的先决条件。

1903 年，Tappeiner 教授通过光敏剂（伊红）外敷皮肤肿瘤、生殖器疣和寻常狼疮的局部，经光照后取得一定的疗效。

1904 年，Tappeiner 研究发现光敏剂联合光照杀灭细胞的现象具有氧依赖性，并首次提出了"光动力效应（photodynamic effect）"的概念来描述这种氧依赖的光敏化现象。

1907 年，Tappeiner 提出光动力（photodynamic）这个词，并证明氧是 PDT 产生毒性的关键物质，光敏效应需要氧的存在。自此以后，PDT 才真正发展并完善起来。

1911 年，Walter Hausmann 发现 Hp 和光的联合作用可以杀灭细胞，他报道了 Hp 和光照作用于草履虫和血红细胞的影响，以及注射 Hp 后的小鼠照光后的皮肤反应。小鼠给予 10 mg Hp，饲养在暗处，未出现任何的症状，而注射 2 mg Hp 后暴露在阳光下小鼠出现了红斑、浮肿和皮肤坏死。

1913 年，德国慕尼黑大学医学院的住院医师 Meyer-Betz 最新应用卟啉类化合物进行人体内光动力治疗，给自己注射了 200 mg Hp 后，将前臂暴露于光线下，结果观察到了光照区域发生疼痛、肿胀和溃疡。甚至数日后，在他进行野外锻炼时，由于阳光照射导致发生了以面部、手部等曝光部位的肿胀和灼伤为主要表现的强烈光毒反应。这是人类首次发现 Hp 可导致人体皮肤发生光敏反应。

1924 年，法国内科医师 Albert Policard 首次报道了卟啉定位于恶性肿瘤，他用 Woods 灯的紫外光照射予 Hp 的实验大鼠肿瘤时，发现瘤体可观察到 Hp 的红色特征荧光。

1942 年，Auler 和 Banzer 报道了皮下和肌内注射外源性的卟啉在恶性肿瘤中的定位和荧光，更容易富集在肿瘤、转移瘤和淋巴中。当用日光照射时可以损伤肿瘤组织。这是人类首次发现 Hp 对肿瘤组织的光敏杀伤作用。这个发现促使了 Figge 和 Weiland 进一步研究卟啉的肿瘤定位属性以试图在肿瘤治疗和诊断中发展这种应用。

1947 年，埃及人法赫米（Fahmy）从大阿米芹中提炼得到补骨脂素，并经过学者们二三十年的研究，才清楚了补骨脂素和光共同作用下的药理过程。

1948 年他们给 240 只已移植肿瘤的小鼠和 50 只没有肿瘤的小鼠注射了一系列的卟啉，包括 Hp、粪卟啉、原卟啉和血卟啉锌，实验观察到不同卟啉均可定位在各种类型的肿瘤中，在给予卟啉后的 24 ～ 48 h 可观察到其特征荧光，并可持续 10 ～ 14 d，而在正常组织中未发现荧光，除了淋巴结、网膜、胎儿和胎盘组织和愈合的伤口。

这些首创性的发现为光动力疗法的发展和应用奠定了基础。

1955 年，Schwartz 等研究证实，以往研究中所使用的粗品 Hp 是一种卟啉混合物，如将粗品 Hp 加以纯化，纯 Hp 的肿瘤定位作用很弱，而残存部分则对肿瘤组织有很强的亲和力。Schwartz 进一步将粗品 Hp 用硫酸—醋酸处理，得到"血卟啉衍生物（hematoporphyrin derivative，HpD）"。他发现 HpD 的光敏效应要比 Hp 高两倍，小鼠给予 HpD 后持续光照可导致其死亡。

随后，来自 Mayo Clinic 的 Lipson 和 Baldes 进一步证明了 HpD 对肿瘤的定位作用，可用于人体癌症的检测和治疗。

光动力治疗操作技术规范

Lipson 等借助支气管镜和食道镜进一步研究了 HpD 对恶性肿瘤患者的荧光定位作用。先后研究了 15 例患者，其中 9 例经支气管镜观察，5 例经食道镜观察，另 1 例两者皆用。

1960 年，Lipson 制备出 HpD，1 年后，他报告 15 例支气管内肿瘤在注射 HpD 后产生荧光，5 年后，他又首先报告应用 HpD 测定和处理乳腺癌。

1966 年，Lipson 提出了利用 HpD 治疗肿瘤的设想，并给 1 例乳腺癌患者进行了 PDT，注射 HpD 数小时后，用白光照射胸壁上的转移性乳腺癌，发现肿瘤部分坏死。

1967 年，Lipson 等进一步报道了 50 例癌症患者的临床支气管镜荧光检测结果，其中 94.1%（32/34）个恶性肿瘤在支气管荧光检测中有荧光，而所有良性病灶均无此现象。

后来，利用 HpD 的荧光效应相继生产出荧光诊断系统。但由于自发荧光系统（autofluorence imagine，AFI）的问世，光动力荧光诊断系统未显示出强劲的临床潜能。

肿瘤的光动力治疗研究直到 20 世纪 60 年代至 70 年代末，PDT 逐渐成为一项治疗肿瘤的新技术，并被美国、英国、法国、德国、日本等不少国家批准。

1972 年，加州大学旧金山分校脑外科医师 Diamond 开始使用 PDT 一词，沿用至今。他在《柳叶刀》杂志上发表了具有里程碑意义的文章，首次提出了联合卟啉类化合物的肿瘤—定位和光毒特性来有效地治疗肿瘤。他在旧金山进行了一项研究，在神经胶质瘤细胞的培养基中加入 Hp，用白光照射 50 min 后，台盼蓝试验发现神经胶质瘤细胞 100% 死亡。给皮下有神经胶质瘤的小鼠注射 Hp 后 24 h，经光照后发现瘤体明显缩小，10～20 d 肿瘤的生长明显受到抑制，但深部光不能到达的部位肿瘤继续生长。组织病理学观察显示，肿瘤光照区域发生凝固性坏死，而光和 Hp 单独使用均无损伤作用，所以，Diamond 认为该研究提示 PDT 可作为一种治疗脑肿瘤和其他对现有治疗方法有耐受性肿瘤的治疗手段。

1974 年 PDT 的先驱者 Dougherty 博士综合了 Diamond 和 Omson 研究中各自的特点，以 HpD 为光敏剂用于动物移植瘤实验，从而构成了当今 PDT 技术的雏形。

1975 年美国 Buffalo 的 Roswell Park 癌症研究所 Dougherty 博士和同事首次报道，乳腺癌荷瘤小鼠注射 HpD 和红光激发后，48% 的移植或诱发的动物肿瘤得到治愈，但若 HpD 或光剂量更低则不能引起肿瘤消减，单用 HpD 或红光也均无效。这是 PDT 发展的又一个重要里程碑。

1976 年 PDT 发展中的另一重大事件是，Kelly 等观察了 HpD-PDT 对 5 例膀胱癌患者的治疗作用。1978 年，Dougherty 首次报道了 PDT 成功治疗 25 例癌症患者，113 个原发或继发皮肤癌病灶，在给予 HpD 后 24 ~ 168 h 用氙灯产生的红光进行照射治疗。治疗后，98 处癌病灶完全消失，13 处部分反应，只有 2 处病灶无效。Dougherty 的这一工作成为 PDT 用于癌症临床治疗的里程碑式发现和奠基之作，也被公认为是肿瘤光动力治疗的先驱者。

后来，Dougherty 用凝胶排阻色谱对 HpD 进行了纯化，最终发展成为第一个光敏药物——卟吩姆钠（porfimer sodium，Photofrin）。这些研究结果极大地促进了 PDT 的发展，后来人们通过气管镜用于治疗那些不能手术切除，以及对放疗有耐受性的阻塞性支气管肺癌，治疗后常可使肺癌患者在症状和肺功能上获得奇迹般的改善，同时还发现，PDT 非常适用于那些无法手术切除的早期肺癌的治疗。

PDT 临床研究推动了相关基础研究的进展，自 20 世纪 80

年代初起，PDT 研究形成了一个高潮。1980 年，Hayata（早田义博）首先报道了通过纤维内窥镜应用 PDT 治疗 13 例支气管内肿瘤患者。1984 年，Roswell Park 癌症研究所从 HpD 中分离出高效组分 Photofrin，成为 PDT 的基本光敏剂。

1984 年，Mc Caughan 等确认了 PDT 治疗食管癌的有效性。他们用 PDT 治疗 5 例阻塞性食管癌患者，所有肿瘤病灶不分组织学类型均有反应，患者病情都得到缓解，2 例患者在治疗后 11 个月依然无吞咽困难。

1987 年，Prout 等治疗了 19 例膀胱癌患者，其中 9 例（47%）达到完全缓解（complete remission，CR），50 个肿瘤灶中消除了 37 个。

1993 年，加拿大首先批准 Photofrin® 用于膀胱癌的治疗。1995 年，美国食品与药品管理局（Food and Drug Administration，FDA）批准 Photofrin® 用于阻滞性食管癌的治疗。

1998 年美国 FDA 批准 Photofrin® 用于早期支气管癌和阻塞型支气管肺癌的治疗。欧盟批准上市的替莫泊芬（temoporfin，商品名为 Foscan）用于头颈部肿瘤的 PDT 治疗。2003 年，日本批准上市的他拉泊芬（talaporfin）用于早期肺癌的治疗。至此，正式确立了 PDT 在临床应用中的地位。

中国 1981 年随即分离到 HpD，并研究它们的光动力特性。1981 年 7 月，北京同仁医院首次应用国产 HpD 成功治疗 1 例左下睑基底细胞癌患者，开创了国内 PDT 应用的先河。1981 年，也在北京成立了"北京地区 PDT 治疗协作组"。PDT 诊治肿瘤曾被列为我国"六五""七五"科技重大攻关项目，取得了举世瞩目的成就。但近年来由于受光敏剂的影响，国内光动力的临床研究处于徘徊不前的状况。虽然国内有多款光动力治疗仪问世，但目前只有喜泊分® 被批准用于肿瘤的治疗。

据悉，迄今为止，世界许多国家已批准了 PDT 治疗。日本、美国、中国和欧洲国家相继批准了用 PDT 来治疗一些癌症，如胃癌、肺癌、膀胱癌、胆管癌、脑胶质瘤等。

近年来，随着新的光敏剂的不断开发和光源技术的发展，光动力疗法的基础研究和临床应用得到了深入和扩展，肿瘤临床应用方面已取得丰富经验。

二、光动力治疗肿瘤的机理

1. 光动力治疗的概念

PDT 原称光辐射疗法（photoradiation therapy，PRT）、光化学疗法（photochemical therapy，PCT），它是利用光动力反应进行疾病诊断和治疗的一种新技术。在临床上，光动力疗法通常仅指光动力治疗，而将光动力诊断称为荧光诊断。

光动力反应的定义是由可见光、近红外光或紫外光所驱动的，通过生物组织中激发态光敏物质的退激而引发的一系列物理、化学和生物学过程。

光动力反应的基本过程：生物组织中的内源性或外源性光敏物质受到相应波长（可见光、近红外光或紫外光）光照时，吸收光子能量，由基态变成激发态，处于激发态的光敏物质很不稳定，迅速经过物理退激或化学退激过程释放出能量而返回基态，其物理退激过程可以产生荧光，通过分析荧光光谱能进行疾病的诊断；其化学退激过程可以生成大量活性氧，其中最主要的是单线态氧，活性氧能与多种生物大分子相互作用，损伤细胞结构或影响细胞功能，因而产生治疗作用。

在光动力反应体系中，物理退激与化学退激是同时存在而又相互竞争的两个反应过程。荧光诊断利用光动力反应过程中相对简单的物理过程，而光动力治疗则是利用其相当复杂的光化学—生物学过程，它的初级反应是光敏化反应，它的次级反应大多属于生物化学反应的范畴，随后发生的是一系列生物学反应。

（1）光敏反应

光动力治疗的机制是光敏剂内细胞或组织吸收后，以特定波长的激光照射下产生活性氧物种（reactive oxygen species，ROS），包括单线态氧（$^1O_2$）、超氧阴离子自由基（$O_2^-\bullet$）、羟基自由基（$HO\bullet$）、过氧化氢（H_2O_2）、脂质过氧化中间产物（$LO\bullet$，$LOO\bullet$，$LOOH\bullet$）等，它们具有很强的细胞毒性，目前认为光敏反应生成的 ROS 是靶体损伤的主要杀手。不同光敏剂的光物理和光化学特性差异很大，但是产生光敏效应的途径相似。

Ⅰ型机制（又称自由基机制）：光敏剂直接与底物或溶剂发生抽氢反应或电子转移，生产自由基或自由基离子。其中带负电荷的自由基与 O_2 发生电子转移作用，产生 $O_2^-\bullet$，进一步反应生成 $HO\bullet$ 等；碳中心的自由基可能会与氧反应生成过氧化自由基，进一步触发链反应导致大范围的氧化性损伤。

Ⅱ型机制（又称单重态氧机制）：光敏剂三重激发态直接与氧发生能量传递反应，生成 $^1O_2$，它具有高反应活性和高氧化性，能高效氧化生物分子，如不饱和脂肪酸、蛋白质、核酸和线粒体膜等，诱导肿瘤细胞死亡。

上述两种机制可同时出现，两者杀灭肿瘤的大小取决于光敏剂的性质、底物、介质的性质、氧浓度及底物与光敏剂的结合程度。两种过程相互作用，相互促进，有些活性物质还可相互转化。

考虑到各种光源的波长及穿透能力，临床上多采用波长为

630 nm 的红光对肿瘤部位进行照射，此光源不但能较深地穿透组织，而且还能使 Hp 和 HpD 产生较强烈的细胞毒作用。要想达到治疗肿瘤的目的，必须具备以下三个条件：①光敏剂对肿瘤组织具有一定的选择性和亲和性，并能较长时间地滞留在肿瘤部位，从而使肿瘤部位与正常组织的光敏剂浓度差达到最大；②光敏剂在肿瘤组织中经光照能产生单线态的氧；③采用适当波长的光来激发光敏剂。满足以上三个条件才能达到治疗肿瘤的目的。为了提高照射的深度，长波长的光是必要的。

（2）PDT 杀伤肿瘤的体内作用机制

① PDT 对肿瘤细胞的影响：PDT 对肿瘤细胞有直接杀伤作用，但在 PDT 治疗肿瘤时，有的以直接杀伤肿瘤为主，有的可导致癌细胞凋亡。定位于线粒体和内质网的光敏剂一般易引起细胞凋亡，如 Photofrin®、原卟啉、a-5- 氨基酮戊酸（5-aminolevulinic acid，5-ALA）。很多研究者发现，弱 PDT 作用时，引起细胞凋亡；强 PDT 作用时，细胞迅速死亡。

② PDT 对微血管的影响：PDT 的光敏反应可造成微血管破坏，激活血小板及炎性细胞，导致炎性因子释放，引起血管收缩、血细胞滞留凝集、血流停滞造成组织水肿、缺血、缺氧，从而杀伤肿瘤。

③ PDT 对间质的影响：间质是肿瘤细胞生长的"瘤床"，对物质扩散、运输核新生血管形成具有重要作用，间质中光敏剂含量很高，PDT 对间质的破坏，对于防止肿瘤的残留或复发很重要。

④ PDT 尚可继发抗肿瘤免疫反应。PDT 的作用引起肿瘤处的炎症反应（如淋巴细胞、白细胞和巨噬细胞浸润），炎症时组织感染和损伤的外在反应，发炎的过程于治疗部位的免疫反应的程度密切相关。经 PDT 处理的肿瘤细胞外基质蛋白发生

交联，交联蛋白可抵抗基质金属蛋白酶降解，阻碍癌细胞的转移。同时，在 PDT 诱导的炎症反应过程中释放的细胞外基质降解酶参与多种细胞因子和炎症因子的活化，促进免疫细胞在肿瘤局部的浸润。由此可见，肿瘤局部的复杂变化为架起连接固有免疫和适应性免疫的桥梁提供了一个适宜的环境。

PDT 短时间内引起大量肿瘤细胞破坏，所产生和积累的细胞裂解物可被吞噬细胞所吞噬，这些细胞内将含有大量肿瘤抗原。在炎性的微环境中，这些细胞会产生更多的炎症介导物，而共同向淋巴细胞呈递抗原。在抗原呈递细胞中，树突状细胞还能进入淋巴结并启动适应性免疫反应。实现长期控制肿瘤生长有赖于 PDT 提高肿瘤免疫原性和对机体免疫系统的激活。发生免疫原性细胞死亡（immunogenic cell death，ICD）进而诱导肿瘤细胞表达损伤相关分子模式（damage associated molecular patterns，DAMPs）是 PDT 激活机体免疫系统的核心事件。

动物试验显示，光照高剂量 PDT 组的抑瘤效果显著高于光照低能剂量 PDT 组；PDT 可引起细胞毒性 T 淋巴细胞在肿瘤局部浸润增加，光照低剂量 PDT 组对肿瘤局部 CD8$^+$CTLs 的免疫增强效应优于光照高剂量 PDT 组。

目前报道 PDT 制备肿瘤疫苗的相关方法，并且指出 PDT 体外制备的疫苗具有免疫刺激效应。Gollnick 等将 PDT 制备的肿瘤疫苗与紫外线及电离辐射制备的肿瘤疫苗进行比较，发现 PDT 制备的肿瘤疫苗具有肿瘤特异性，可诱导细胞毒性 T 淋巴细胞的反应，并且不需要免疫佐剂即可发挥效应。PDT 疫苗具有诱导 DC 细胞成熟，如分泌 IL-12 的能力。

三、光动力疗法的临床特点

1. 组织选择性好

组织选择效应是指 PDT 能在光照区域内较特异地作用于靶组织、靶细胞的现象。这是光动力疗法最突出的优点，可以最大限度地减少重要器官的功能丧失。例如，鲜红斑痣是一种真皮浅层毛细血管网扩张畸形，PDT 在去除病变毛细血管网时可以不损伤其上的表皮层和其下的真皮深层，因此不会遗留瘢痕；采用放疗和热疗方法治疗膀胱黏膜的多灶性肿瘤时，由于导致肌层纤维化，经常发生膀胱容量和顺应性降低的并发症，但采用 PDT 治疗可以避免这种情况。因此，PDT 特别适用于重要器官的高精度治疗。

2. 作用表浅

人体组织的光透射性较差。对大多数组织而言，PDT 的有效作用深度很难超 10 mm。因此，PDT 的主要临床适应证是一些靶组织为"薄层"结构的疾病，如皮肤、黏膜的浅表肿瘤、鲜红斑痣、视网膜黄斑变性、动脉粥样硬化和牛皮癣等疾病。对于深部肿瘤或瘤体较大的肿瘤，必须通过特殊的照射方法加以解决。

3. 对微血管组织的损伤作用强

血管内皮细胞直接接触血流，细胞表面积大，对光敏剂吸收迅速，在光动力反应中消耗的光敏剂和氧可以得到快速补充，血液中产生的 $^1O_2$ 也可以直接损伤内皮细胞膜，所以 PDT 对微血管组织的选择性好，作用强。因此，PDT 特别适用于微血管疾病的治疗，如鲜红斑痣、视网膜黄斑变性、食道静脉曲张栓塞治疗后遗留的微血管等疾病；同时也适用于通过破坏微血管可以实现治疗目的的疾病，如肿瘤。

4. 一种局部治疗方法

PDT 的治疗作用仅限于光照范围内，故只适用于病变范围局限的疾病。例如，PDT 具有抗病毒作用，但它只能用于局部病毒感染，如乳头状瘤。

5. 全身不良反应少

由于 PDT 是一种局部治疗方法，无明显的全身不良反应，所以特别适用于一般情况差、不能耐受其他治疗方法的患者，并且可以多次重复使用。

四、光动力疗法的优势

光动力疗法的优点不同于传统的手术、放疗和化疗三大治疗肿瘤手段，它对靶组织及损伤程度都具有可选择性，可减少对正常组织的损伤。与手术、化疗、放疗等常规治疗手段相比，光动力疗法有如下重要优点。

1. 创伤很小。借助光纤、内窥镜和其他介入技术，可将激光引导到体内深部进行治疗，避免了开胸、开腹等手术造成的创伤和痛苦。

2. 毒性低微。进入组织的光敏药物，只有达到一定浓度并受到足量光照射，才会引发光动力学反应而杀伤肿瘤细胞，是一种局部治疗的方法。人体未受到光照射的部分，并不产生这种反应，人体其他部位的器官和组织都不受损伤，也不影响造血功能，因此光动力疗法的毒副作用是很低微的。

3. 选择性好。光动力疗法的主要攻击目标是光照区的病变组织，对病灶周边的正常组织损伤轻微，这种选择性的杀伤作用是许多其他治疗手段难以实现的。

4. 适用性好。光动力疗法对不同细胞类型的癌组织都有效，适用范围广；而不同细胞类型的癌组织对放疗、化疗的敏感性可有较大的差异，应用受到限制。

5. 可重复治疗。癌细胞对光敏药物无耐药性，患者也不会因多次光动力治疗而增加毒性反应，所以可以重复治疗。

6. 可姑息治疗。对晚期肿瘤患者，或因高龄、心肺肝肾功能不全、血友病而不能接受手术治疗的肿瘤患者，光动力疗法是一种能有效减轻痛苦、提高生活质量、延长生命的姑息性治疗手段。

7. 可协同手术提高疗效。对某些肿瘤，先进行外科切除，再施以光动力治疗，可进一步消灭残留的癌细胞，减少复发机会，提高手术的彻底性；对另一些肿瘤，有可能先做光动力治疗，使肿瘤缩小后再切除，扩大手术的适应证，提高手术的成功率。

8. 可与化疗联合，增强疗效。近年来，化疗与光动力联合治疗恶性肿瘤逐渐应用于临床，并取得了较好的治疗效果。一方面，光动力治疗可辅助化疗，增强靶向特异性，并通过改变血管通透性介导药物更好地在肿瘤区富集；另一方面，化疗可辅助光动力治疗，清除残余肿瘤细胞并抑制损伤血管的再生。二者联合治疗，可增强抗肿瘤疗效并减少全身毒副作用。

9. 毒性低微，安全，不会引起免疫抑制和骨髓抑制。进入组织的光动力药物，只有达到一定浓度并受到足量光辐照，才会引发光毒反应杀伤肿瘤细胞，是一种靶向治疗的方法。人体未受到光辐照的部分，并不产生这种反应，其他部位的器官和组织都不受损伤，也不影响造血功能，因此光动力疗法的毒副作用是很低微的，治疗后患者恢复迅速，缩短住院时间。

10. PDT 联合放疗。放疗与卟啉类光敏剂 -PDT 是安全有效的。一般主张先做 PDT 后放疗，如先做放疗，需待 1 个月后放疗的急性炎性反应期过后，方可行 PDT。

11. PDT 联合分子靶向药物。目前研究表明，厄洛替尼联合 PDT 能够增强 PDT 的疗效，同时 PDT 可降低 TKI 类药物的耐药性，改善患者的预后。

12. PDT 联合免疫治疗。光动力免疫疗法（photodynamic immunotherapy，PDIT）逐渐引起人们的关注。PDIT 是将光动力治疗和免疫疗法联合应用于疾病的治疗中，使两种疗法协同发挥疗效的治疗方法。但目前这些研究均在实验室阶段，尚无大规模临床应用证据。

13. 可消灭隐性癌病灶。临床上有些肿瘤，如膀胱移行细胞癌，在主病灶外可能有散在的肉眼看不见的微小癌巢，常规治疗手段只能去除主病灶，对隐性癌巢无能为力，但用光动力疗法采取全膀胱充盈后表面照射的方法，消灭可能存在的所有微小病变，从而大大减少肿瘤复发的机会。

14. 可保护容貌及重要器官功能。对于颜面部的皮肤癌、口腔癌、阴茎癌、宫颈癌、视网膜母细胞瘤等，应用光动力疗法有可能在有效杀伤癌组织的情况下，尽可能减少对发病器官上皮结构和胶原支架的损伤，使创面愈合后容貌少受影响、保持器官外形完整和正常的生理功能。

五、治疗方法

1. 给药方法

喜泊分®采用静脉给药法。PDT 分两步完成：首先给患者光敏剂（必要时给药前需做过敏试验），给药后避光。然后，对病灶区进行激光照射。患者静脉注射光敏剂 40 ～ 50 h 后才进行激光照射。此时病变组织中的光敏剂浓度仍保持在较高水平，而周边正常组织中的光敏剂浓度已降到低水平。选择这个时机照光，既可有效杀伤病变组织，又可减少对周边正常组织的损伤，争取获得最佳的靶向性杀伤效果。

2. 照射剂量

照射功率密度一般为 100 ～ 250 mW/cm^2，能量密度为 100 ～ 500 J/cm^2，视肿瘤的类型、大小、部位等具体情况而定（表 1）。

表 1　激光能量计算方法

肿瘤厚度 （cm）	照射功率密度 （mW/cm^2）	能量密度 （J/cm^2）
< 0.5	200	400
0.5 ～ 1.0	300	480
1.0 ～ 1.4	400	720
> 1.5	组织间插入照射	

照射深度的估计：据报道支气管癌照射剂量为 495 J/cm^2（330 mW，30 min），照射后切除肿瘤，发现肿瘤组织深度在 3 cm 以内有明显的退行性变化，正常组织无此改变。据此认为 630 nm 的红光对肿瘤的杀伤深度为 3 cm。照射前需清除肿瘤表面污物，以免影响疗效。

光动力疗法是一种局部治疗方法，对肿瘤的杀伤效果在很大程度上取决于病变区的照光剂量是否充分。由于光进入组织后会因组织的吸收和散射而衰减，所以无论采用哪种光照方式，一次照射的杀伤深度和范围都是有限的，必要时应重复进行，间隔时间根据肿瘤大小和范围而定，一般为 2 个月左右。

3. 患者术前准备及注意事项

（1）病房要求：病房的门窗必须用黑色遮光布，采用小功率乳白色灯光照明或使用台灯。

（2）患者注射光敏剂后需及时戴墨镜、入住暗房，并注意观察病情变化情况。

（3）注射光敏剂 40～50 h 后做 PDT，必要时第 2 天重复 1 次。

（4）PDT 术后 3 d 内应注意观察患者的局部黏膜水肿情况，特别是支气管癌、喉癌 PDT 术后患者，以防喉头或支气管黏膜严重水肿导致引起阻塞。必要时可预防性使用激素 2 d。

（5）PDT 术后第 2 天至第 4 周注意观察支气管肺癌患者的肿瘤坏死情况，以防大块肿瘤坏死脱落造成气道阻塞或创面出血。必要时用气管镜清除坏死物，以保持呼吸道通畅。食管癌患者也要注意穿孔及出血等少见并发症；1 个月内随时注意患者皮肤暴露部分，出现光过敏性皮炎，及时抗过敏对症处理。1 个月后先让小部分皮肤暴露在阳光下，证实无过敏症状才可外出。

4. 工作人员注意事项

（1）光动力仪产生的 4 级激光对眼睛有危险。应避免眼睛或皮肤暴露于光束，所有激光使用的区域必须给予保护措施。特别是当激光系统工作的时候，所有人一定要戴保护眼镜。不要注视正在定位的光束或直接通过光学设备观察激光射线。室内避免放置金属和玻璃等反射材料。必须注意在手术室门上贴上明显标志，防止未戴防护眼罩的人员进入治疗室。

保护眼镜应该使用适用于半导体激光波长范围 630 nm、光密度（optical density，OD）＞4 的专用护眼镜，其他墨镜对眼睛保护是不适当的。合格的眼镜可以从代理商处得到。

（2）应确保防护套消毒，避免光纤污染。消毒防护套由 PTFE 材料制成，可反复使用和用普通消毒液消毒。光纤不可高温、高压消毒。

（3）不要使用可燃或易爆、可能被激光点燃的麻醉气体。避免在设备操作场所使用其他的可燃或挥发气体物质。

（4）使用者应该在操作激光设备之前通读并且彻底地熟悉机器的操作手册。

（王洪武）

参考文献

1. 陈文晖，浦宇．光动力疗法的起源和发展史．中国医学文摘（皮肤科学），2015，32（2）：109-118.

2. 丁慧颖．光动力治疗基本原理及其应用．北京：化学工业出版社，2014.

3. 王洪武．电子支气管镜的临床应用．2 版．北京：中国医药科技出版社，2013.

4. 王欢欢，付之光，温宁．阿霉素 - 光动力联合治疗在恶性肿瘤中的应用及展望．中华老年口腔医学杂志，2018，16（1）：51-54.

5. GALLAGHER-COLOMBO S M，MILLER J，CENGEL K A，et al. Erlotinib pretreatment improves photodynamic therapy of non-small cell lung carcinoma xenografts via multiple mechanisms. Cancer Res，2015，75（15）：3118-3126.

6. 樊帆，朱敦皖，张琳华．肿瘤化疗协同光动力疗法联合免疫治疗的研究进展．国际生物医学工程杂志，2017，40（4）：262-268.

7. WANG M，SONG J，ZHOU F F，et al. NIR-triggered phototherapy and immunotherapy via an antigen-capturing nanoplatform for metastatic cancer treatment. Adv Sci，2019，6（10）：1802157.

第二章　光敏剂

　　光动力治疗过程必须同时具备光敏剂、组织中的氧和一定波长的光 3 个要素。其中光敏剂是 PDT 的核心和关键物质。将光敏物质联合光照来治疗疾病，应该归功于 Raab，在他还是一名医学生的时候，偶然中发现放在荧光染料（吖啶）中培养的草履虫经强光照射而死亡。1904 年，Raab 和他的老师 Jesionek 教授和 von Tappeiner 教授发现，吖啶染料是一种光敏物质。同年，他们首创了"光动力反应"一词来进行解释，并在 20 世纪初将 PDT 引入临床治疗皮肤肿瘤获得良好效果。可惜这项发现在当时并没有引起人们的注意，此后长达数十年间，尽管也不时有人报告过发现新的光敏物质和临床疗效，却仍然罕有人问津。20 世纪 50 年代和 60 年代，卟啉基的光敏剂曾经有过一些断断续续的临床进展，但直到 70 年代后半期和 80 年代初，Dr. T Dougherty 通过系统的研究，重新发现并将卟啉基 PDT 引入了临床，才广为人知。与前人不同，他研发了光敏剂商品，并成功地通过了多中心的临床试验，终于在世界范围内获得了政府的批准和保险公司认可。由于这些贡献，人们称 Dr. T Dougherty 为 PDT 之父，尽管其他许多杰出人士也曾为此做出过许多贡献。

一、光敏剂的定义

在光化学反应（photochemical reaction，PCR）中，有一类分子，它们只吸收光子并将能量传递给那些不能吸收光子的分子，促其发生化学反应，而其本身则不参与化学反应，恢复到原先的状态，这类分子称为光敏剂。由光敏剂引发的光化学反应称为光敏反应。通常，人们把有氧分子参与的伴随生物效应的光敏反应称为光动力反应（photodynamic reaction，PDR），把可引发光动力反应破坏细胞结构的药物称为光动力药物，即光敏药物。

二、光敏剂的化学结构特点

通常来讲，光敏药物没有结构类型的严格限制，但就产生光动力反应来讲其分子结构应具备以下条件。

1. 分子结构中必须存在对可见光及近红外光（治疗用波长光）具有吸收的发色团。

目前临床上使用和临床试验中的主要光敏剂母环结构见图1，分别为卟吩（卟啉类光敏剂的母环结构）、二氢卟吩（叶绿素类光敏剂的母环结构）、四氢卟吩（菌绿素类光敏剂的母环结构）及酞菁（酞菁类光敏剂的母环结构）。

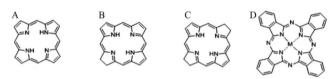

注：A：卟吩（22π 电子）；B：二氢卟吩（20π 电子）；C：四氢卟吩（18π 电子）；D：酞菁（18π 电子）。

图 1   临床应用及临床试验中的光敏剂母环结构

2. 如果单线态氧作为光动力反应的主要试剂，那么光敏剂应具有通过系间窜越高效产生长寿命的激发三线态分子（T_1）的能力。

3. 光敏剂激发三线态能级（E_T）应该高于（但不必高于太多）94 kJ/mol（单线态氧与基态氧的能级差），以保证实现光敏剂 T_1 向基态氧（三线态）的能量转移进而产生单线态氧。当发色团的吸收出现在红外光区（如 900 nm 其激发单线态的能级低于 130 kJ/mol）其 T_1 的能级将低于 94 kJ/mol 因而无法产生单线态氧。

4. 如果光敏剂分子严重聚集的话，通常无法有效地产生光动力反应，因此光敏药物在使用条件下应主要以单体形式存在。

最终成功的光敏剂，应该是可以在全球销售的、让广大的癌症患者都能用上 PDT 治疗。商品化并获得批准的光敏剂应该是按照最严格的标准、均匀一致的、可以重复生产的产品。对于厂家来说，合成过程应该是有效、可靠的，能够生产出各批量之间质量一致的产品来。药品要稳定、便于运输，需要时就可以配制，有经验的药剂师无须专门的实验室或工具就可以完成这个过程。

用药应可在门诊进行且无毒、无痛。光敏剂最好是可以局部或全身用药的，这样就可以口服或鼻内使用。理想的光敏剂是能够选择性地在靶组织内积聚而从周围正常组织清除，以增强治疗的选择性。组织或血管的半衰期要适合于临床情况，最好是迅速积聚和清除，便于在 1 d 内一次完成用药和治疗。反之，活性持久的光敏剂则利于多次或间断的 PDT 治疗而无须多次用药。迄今还没有一种全身用药的光敏剂是组织特异性的，大多在皮肤和其他组织中有所积聚，这就可能因无意的日光暴露而引起正常组织的光毒反应。数小时甚至数天的避光可以承受，长达数月的避光则是不可接受的。稳定激发光敏剂而无疼痛在临床上有重要意义，哪怕是对治病有利，也难得有患者愿意接受很痛的治疗。与化疗和放疗比起来，PDT 的另一个优点是没有致癌性，这可能是由于光敏剂是在细胞膜积聚并发生光动力反应和细胞毒性作用，而不大引起 DNA 损伤之故。

对于患者和保险公司来说，费用都是一个重要问题，可用于门诊患者的、成本效益较高的光敏剂才算得是一种成功的药物。光敏剂又应当可以与其他治疗方法，如外科治疗、放疗和化疗综合及互补的，而不是妨碍它们，视为它们的竞争对手。一种临床上成功的光敏剂，还应以周密设计的临床试验为基础，有良好的记录证实有效，并引领患者和临床医师对某种特定的疾病开展最佳的治疗。

三、成功的光敏剂的特点

以下将详细探讨关于临床上成功的光敏剂应具有的特点的几种不同的思路。

1. 光敏反应的定位

光敏反应的定位可能产生临床影响。由于多数光敏剂都定位于细胞和亚细胞的膜结构，PDR 也多发生于此，最初的活性分子将先破坏血管或细胞的膜成分。膜成分一旦受损，细胞成分或亚细胞内容物就会失散，如线粒体就会局部释放出有毒成分，导致肿瘤死亡，但也可能产生旁观者效应而伤及正常细胞。同时，光敏剂也可能随之而释放、移位。此时如果继续照光，则释放出来的光敏剂可能因迁移到相当远离原部位的地方被激发而产生反应。这样，虽然人们视 PDT 为一种局部治疗，实际上从 PDT 开始到结束，PDT 反应的确切位置可能已经发生了很大变化。如果持续较长时间的照射或间断照射成为 PDT 治疗的常规，这种情况可能会有重要的临床影响。PDR 还可能因这种亚细胞定位的变化，通过广泛的释放的各种细胞因子和炎症产物而引起细胞凋亡或坏死。在临床上，因所选择的途径不同，可能真的引起局部 PDT 反应，也可能引起与接种疫苗相当的全身性的反应。两者中何者为理想？需要视患者的临床需要而定。

2. 两亲性

如果是全身用药，光敏剂要输送到达所需治疗的部位。这个过程的细节有待阐明，但有些结构上的特点对于光敏剂的定位是有重要影响的。特点之一是光敏剂可随血流运送，称为亲水性，使光敏剂随血流运送而不发生破坏、结块或分解。另一个重要的临床特点是光敏剂进入或与肿瘤或其血管相结合的能力，通称为亲脂性。这里光敏剂将被靶部位的膜结构所包裹。肿瘤和新生血管对亲脂成分的受体似有增多，这也是成功的光敏剂的一个重要特点。为了运输安全，需要亲水性；而为了与作用靶相结合，需要亲脂性。两者结合起来，就是双亲性，是临床上成功的光敏剂的重要特性。

3. 荧光

许多光敏剂消耗其吸收的光能，产生荧光。光敏剂释出的这种可见光，对于成功的光敏剂有许多有用的特点，可以显示作用靶，这对于先手术切除肿瘤然后再进行 PDT 治疗有很大意义。许多研究显示，荧光有助于准确切除肿瘤和保存正常组织。荧光也有助于增强 PDT 对肿瘤的针对性，荧光的改变可能是准确的肿瘤 PDT 治疗实时计量学的一部分，帮助医师确定治疗是否已经充分破坏所需治疗的病变。荧光还有另一个特点，可能不经组织学诊断就对恶性肿瘤或癌前病变做出初步的光学诊断。

4. 计量学

PDT 治疗计量学的目标，是成功地清除肿瘤而不损及周围的正常组织。无数的因素都会影响到 PDT 治疗的结局，所以人们大力研究实时的计量学系统，来测定各种影响因素，确定恰当的治疗参数。除非是开发出实用的商品化的计量学系统，PDT 治疗的理想结果是难以实现的。目前，人们非常关心的是尽快开发出能够明确用药剂量、照光剂量及用药到照光的时间间隔的简易系统，这样的系统可以帮助临床成功，但还不能提供个体化的、减少正常组织光毒反应的反馈信息。真正成功的光敏剂应能为增强计量学服务。目前的光敏剂尚需满足于很不均匀的照射和随之产生的不均匀的光动力反应。

四、光敏剂的分类

光敏剂可以按许多不同的方法进行分类，各有不足。这么多的分类法，既反映了不同的科学家、临床医师及众多厂家之间的差异，也说明了相互之间缺少联系。

1. 按代分类

有人试图按照光敏剂问世的时间来进行分类（图 2）。

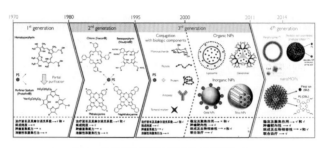

图 2　光敏剂的时间演变示意（见彩插 1）

来源：LISMONT M，DREESEN L，WUTTKE S. Metal-organic framework nanoparticles in photodynamic therapy：current status and perspectives. Advanced Functional Materials，2017，27（14）：1606314.

第一代出现于 1841 年的血卟啉（Hp）发现及其衍生物（HpD）在 20 世纪 70 年代和 80 年代初期的临床应用研究，是基于卟啉的光敏剂，包括 Hp 及其衍生物，通称 HpD。HpD 是包括 Hp 单体、二聚体和寡聚体的化合物的混合物，其部分纯化得到商品化的卟吩姆钠，以 Photofrin® 的注册商标名称。该产品于 1993 年和 1995 年分别被加拿大和美国批准用于治疗各种癌症（如食道癌、膀胱癌和胃癌等）。

第二代是在试图减少第一代光敏剂缺陷的基础上开发出来的光敏剂。第二代光敏剂包括卟啉类、扩展的卟啉类、叶绿素衍生物及染料等多种物质。奇怪的是，第二代光敏剂中也包括临床上实际应用的第一代的染料。

第三代光敏剂包括结合各种修饰物的第一代和第二代光敏剂，如生物修饰、抗体和纳米颗粒等。偏见认为是新一代的光敏剂总会优于老的光敏剂，而临床实际是并没有对他们进行一一对比而证实或否定这一点；而且许多第二代和第三代的光敏剂还没有成为商品，所以即使真有改进，也不能让患者受益。

第四代光敏剂是 2017 年刚刚被提出，认为由光敏剂分子作为主体而构建的纳米体系，也许可以很好的解决光敏剂的聚集、生物相容性等问题，此类研究还不多，多为实验室研究阶段。

2. 按作用靶分类

有些光敏剂多在组织内积聚，而另一些则多存在于供血血管中。有些光敏剂如卟吩姆钠（Photofrin®）可能先广泛存在于血液循环中，然后再分室分布。在临床上，为了针对新生血管时就可采用这种血管性的光敏剂。但几乎所有侵袭性的肿瘤都是有新生血管的，是否为此而专门采用某一种光敏剂，并没有太关键性的意义。有人试图按照特异的作用靶，如细胞膜、亚细胞膜或其他区域来对光敏剂分类。HpD 是由较小的单体、二聚体和较大的寡聚体组成的，较小的成分可被摄入线粒体，而较大的成分则被活跃地吞噬进入质膜。二氢卟吩 e6（单天门冬酰基二氢卟吩 e6）通过内饮作用进入溶酶体。酞菁类在线粒体积聚。苯并卟啉衍生物 （benzoporphyrin derivatives，BpD）多在高尔基器中集中。氨基酮戊酸（aminolevulinic acid，ALA）进入细胞膜、溶酶体和线粒体。将光敏剂与某些载体如纳米颗粒相结合，积聚的部位可能发生很大变化。

3. 按化学结构分类

化学家们广泛采用化学结构来表征光敏剂，但这对临床并无多大的意义。Fisher 引入了一种广泛应用的命名系统，如IUPAC-IUB。大多数的光敏剂基本上都是一些四吡咯的大环，是卟啉、二氢卟吩与细菌二氢卟吩的衍生物。通过纯化和合成过程，已经证明这三个平台是开发光敏剂的良好基础。虽然通过增加、减少或替代其基环或侧链上的基团可能增强光敏剂的活性，但也可能因此而生成有毒物质。所以，虽然看起来似乎可以这样开发出改进的光敏剂，实际上真正能够走出实验室和进入临床的却少而又少。有些染料尤其是用于墨水的染料，也是开发新光敏剂的一块沃土。也许，最好的临床光敏剂分类，应该是能够提供有效、激发后仍然无毒、已经成为商品可以让癌症患者从 PDT 治疗中获益的分类法。

五、肿瘤 PDT 治疗用的光敏剂

下面将介绍与临床有关、已经取得临床肿瘤疗效的光敏剂。但要注意，有些光敏剂已有商品销售，但因厂家互相竞争，配方也有所不同，有些光敏剂已经买不到了。有一点需要注意，虽然优良的光敏剂很多，但许多是买不到的，对于癌症患者和临床医师都毫无用处。表 2～表 12 列出肿瘤 PDT 临床研究概述。

表 2　肺癌 PDT 临床研究概述

适应证	研究目的	研究方法	光敏剂	研究结果	不良反应
支气管内非小细胞肺癌	姑息治疗	多模式 PDT 配合 HDR（n=9）	卟吩姆钠（Photofrin®）	长期局部肿瘤控制在 89%	支气管狭窄
晚期非小细胞肺癌伴中央气道阻塞	姑息治疗	多模式 PDT 配合 CT、RT 或 CRT（n=10）	talaporfin（NPe6）	CR 20%，PR 70%，NR 10%；平均 FEV_1 PDT 前后分别为 1.70±0.69 L 和 1.99±0.60 L（P=0.029）；1 年生存 PDT 为 70%，CT 为 35%（文献值）	轻度瘙痒
ⅡA～Ⅳ期顽固非小细胞肺癌	姑息治疗	多模式 PDT 配合 CT（n=12）	talaporfin（NPe6）	中位数狭窄率 PDT 前为 60%，PDT 1 周后为 15%（P=0.0003），1 个月后为 15%（P=0.0016），PDT 改善了 FVC（1.93 vs.2.58 L）和 FEV（1.28 vs.1.67 L）；改善所有患者的生活质量和支气管腔通路	没有与 PDT 相关的发病或死亡病例
ⅢA 和ⅢB 期中央非小细胞肺癌	通过 PDT 改善肿瘤可切除性	某些 PDT 病例术前 CT（n=42）	talaporfin（NPe6）	CR 在（CT＋PDT）后为 33%，CT 后为 10%（P=0.054）；根治性切除率在（CT＋PDT）后为 89%，CT 后为 54%（P=0.038）	咯血
肺癌或胸腺瘤胸膜扩散	术后治疗	术后 PDT vs. 标准护理（CT 或 RT）（n=18）	卟吩姆钠（Photofrin®）	3 年生存率和 5 年生存率分别为 68.9% 和 57.4%。中位生存期，PDT 后为 39 个月，CT 或 RT 后为 17.6 个月（P=0.047）	皮肤红斑，肺部漏气

续表

适应证	研究目的	研究方法	光敏剂	研究结果	不良反应
II～IV期顽固性支气管肺癌伴有腔内堵塞	姑息治疗	单独 PDT（n=30）	卟吩姆钠（Photofrin®）	OR 86.7%，CR 13%，PR 73%，MR 13%。平均阻塞率从 90% 下降到 16.7%	痰、分泌物增加，轻度疼痛，光敏性局部发红、肿胀和皮屑
位于中心部位早期肺癌病变小于或大于 1 cm	一线治疗	单独 PDT，病变小于或大于 1 cm（n=75）	talaporfin（NPe6）	病变 ≤ 1 cm 时 CR 为 94%，病变 ≥ 1 cm 时 CR 为 90.4%（P=0.368）；相对于 Photofrin®，NPe6 治疗病变 > 1 cm 的肿瘤更为有效	未报道
多种原发性肺癌	一线治疗	PDT 单独或配合外科手术（n=39）	talaporfin（NPe6）	CR 为 100%	没有报道，2 周后没有出现皮肤光毒性
中央呼吸道原位癌和早期浸润癌	一线治疗	光剂量范围研究（n=17）	HPPH	1 个月后总体响应，CR 为 82.4%，NR 为 17.6%。6 个月后 CR 为 72.7%	黏液栓塞、咳嗽、轻微疼痛、红斑、畏光
恶性胸膜间皮瘤	多模式治疗的回顾性研究	肺保留手术，术中 PDT（n=38）	卟吩姆钠（Photofrin®）	37/38（97%）肉眼可见彻底对 III / IV 期患者实施肺保留切除手术，中位生存期 31.7 个月，中位数无进展生存期为 9.6 个月	未报道

表 3　食管癌 PDT 临床研究概述

适应证	研究目标	研究方法	光敏剂	研究结果	不良反应
Barrett 食管高度不典型增生，腺癌和鳞状细胞癌	一线治疗	单独 PDT 或结合 RT 和 CT	卟吩姆钠（Photofrin®）	没有复发的 CR 为 32%，活着并复发的为 30%，死于复发及其他原因的为 38%	食道狭窄，轻度皮肤光毒反应和胸腔积液
Barrett 食管高度不典型增生，黏膜内癌，或 T_1 癌	姑息治疗	PDT 配合使用质子泵抑制剂（n=116）	卟吩姆钠（Photofrin®）	PDT 后 12 个月，HGD 和癌症消失的为 70%。BE 完全消融达到了 39%	没有报道

续表

适应证	研究目标	研究方法	光敏剂	研究结果	不良反应
Barrett 食管高度不典型增生和黏膜癌	一线治疗	光和光敏剂剂量范围研究（n=11）	卟吩姆钠（Photofrin®）	CR 为 45%，复发为 45.5%，效果不明显残留病变为 9%	食管狭窄
Barrett 食管高度不典型增生和黏膜癌	一线治疗	PDT 继续使用质子泵抑制剂和 EMR（n=126）	卟吩姆钠（Photofrin®）	PDT 3 个月后，40% 没有或非发育不良 BE，60% 被认为是无响应	没有报道
Barrett 食管高度不典型增生和黏膜癌	一线治疗	PDT 配合 EMR（n=31）	卟吩姆钠（Photofrin®）	在随访期间没有发现 HGD 的为 77%。PDT 后 9 个月复发的为 8.3%	没有报道
晚期梗阻食道癌	姑息治疗	多模式 PDT 配合 RT 和放支架（n=20）	卟吩姆钠（Photofrin®）	吞咽困难指数改善的患者达 90%，OS 中位数为 7 个月，其中 1 例 CR 患者达 28 个月后	食道狭窄（n=2），皮肤色素沉着（n=3），面部水肿（n=1）
Barrett 食管高度不典型增生	一线治疗	PDT 继续使用质子泵抑制剂和 EMR（n=129）	卟吩姆钠（Photofrin®）或 HpD	在 PDT 后 1 年和 3 年，CR 分别为 88% 和 6%。最初无响应的再次 PDT 后 CR 达 70%，癌症进展率为 6.2%	食道狭窄（27%），皮肤光毒反应（60%），起泡（7%）
Barrett 食管高度不典型增生	保守治疗	独立 PDT（n=21）	卟吩姆钠（Photofrin®）	在随访的 19 例患者中，16 例获得 CR，其 5 年 DSF 为 84%。PDT 后 Barrett 段长度明显缩短（P=0.035）	皮肤光毒反应（n=2），食道狭窄（n=7），胸痛，呕吐
Barrett 食管高度不典型增生和腺癌	一线治疗	独立 PDT（n=125）	卟吩姆钠（Photofrin®）	PDT 组 CR 为 71.9%，累计复发率为 49.7%	皮肤光毒反应（10.4%），食道狭窄（10.4%），恶心和呕吐
Barrett 食管高度不典型增生	一线治疗	剂量范围研究，PDT 配合 EMR（n=16）	5-ALA	相比于 60 mg/kg 红光组（有效率 100%）及绿光组（有效率 16.6%）相比，30 mg/kg ALA 剂量组治疗有效率达 25% 的。在最佳剂量组，PD 为 4%	轻度皮肤光毒反应（n=1），胃肠道出血（n=2），疼痛和胸部不适（40%），恶心和呕吐，肺炎（n=4）

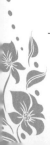

续表

适应证	研究目标	研究方法	光敏剂	研究结果	不良反应
Barrett 食管高度不典型增生	一线治疗	独立 PDT（n=64）	卟吩姆钠（Photofrin®）	5-ALA 组和 Photofrin® 组的 CR 分别为 16/34（47%）和 12/30（40%）（P=0.34）。对于小于 6 cm 的病灶，5-ALA 组表现更好（P=0.02），但对于较大的病灶，没有发现明显差异（P=0.37）	Photofrin® 组 vs. 5-ALA 组：狭窄（33% vs.9%），皮肤光毒反应（43% vs.6%）
食管高度不典型增生或早期黏膜内腺癌	一线治疗	光剂量和药物剂量范围研究（n=36）	HPPH	最佳剂量下初始 CR 为 100%。1 年后 CR 为 72%（13/18）。13 例 CR 患者中，7 例（54%）在 5 年随访时未出现复发	皮肤光毒反应，轻度至中度胸痛，其中 1 例疼痛激烈。吞咽、呕吐、狭窄（n=3）、胸腔积液（n=4）
早期无转移鳞状细胞癌	保守治疗	独立 PDT（n=9）	talaporfin（NPe6）	9 例患者中 CR 为 55.6%	轻度发热（n=1），吞咽（n=1），疼痛（n=3）
早期无转移鳞状细胞癌	保守治疗	独立 PDT（n=25）	卟吩姆钠（Photofrin®）	25 例患者 19 例（76%）为 CR，3 年 PFS 和 OS 发生率分别为 40% 和 38.4%	胸痛（n=15），咽痛（n=4），异型增生（n=10），轻度发热（n=12）和皮肤光毒反应（n=8），狭窄需要扩张（n=6），死于主动脉食管瘘（n=1）

表 4　皮肤癌 PDT 临床研究概述

适应证	研究目标	研究方法	光敏剂	研究结果	不良反应
乳腺癌、结肠癌、前列腺癌、鳞状细胞癌、基底细胞癌和子宫内膜癌；恶性黑色素瘤；阿利贝尔真菌病；软骨肉瘤和血管肉瘤	探索性研究	探索性研究（n=113）	HpD	111/113 完全或部分有效所有病理类型均有反应	皮肤光毒反应延长

续表

适应证	研究目标	研究方法	光敏剂	研究结果	不良反应
非黑色素瘤皮肤癌，基底细胞癌（basal cell carcinoma，BCC），棘阿米巴角膜炎（acanthamoeba keratitis，AK），Bowen癌前期皮肤病	综述		卟吩姆钠（Photofrin®）ALA，Metvix®，Levulan®	BCC（n＋s）：85%使用Photofrin® sBCC：92%使用ALA nBCC：71%使用ALA AK：75%～90%使用Levulan® Bowens：使用Photofrin® 10个月后CR为95%，使用ALA 15个月后CR为90% SCC：＞50%使用ALA（14项研究数据的汇编）	
基底细胞癌 鳞状细胞癌 AK 乳腺癌结节	探索性研究	探索性研究	ALA	BCC（n=80）：90%CR，7.5%PR，2.5%NR，随访2～3个月，原位或早期侵入SCC（n=6）：All CR SCC＞10 mm（n=2）：PR AK（n=9）：9 CR	未报道
非黑色素瘤皮肤癌	综述	不同的预处理	ALA MAL	简单的预处理或增加PDT常规治疗可提高临床疗效	未报道
nBCC	根治性治疗	减瘤组 vs. 非减瘤组 8周内FU组织疼痛评价（n=43）	ALA vs. MAL	n=22 vs. n=21，残留肿瘤两组之间无差异，MAL组的成本高出6倍	未报道
AK，BD，nBCC，sBCC	根治性治疗	温和（AK，BD，sBCC）或减瘤刮除术（nBCC），PDT前3 h涂乳膏，光能量密度37 J/cm², 对BD，sBCC，nBCC几周内重复照光（n=203）	ALA vs. MAL	ALA vs. MAL：CR%（n）AK：63%（24）vs. 75%（44）BD：89%（9）vs. 78%（18）nBCC：84%（19）vs. 84%（25）sBCC：88%（25）vs. 87%（39）	未报道

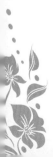

续表

适应证	研究目标	研究方法	光敏剂	研究结果	不良反应
sBCC	多中心，随机，对照，开放研究	PDT vs. 外科手术 MAL：2次，间隔 7 d，如果需要 3 个月后重复，或手术。使用霜剂 3 h 后，照光 37 J/cm² （n=196），随访 12 个月	MAL	MAL 组 PDT 后 3 个月 CR 为 92.2%，外科手术 CR 为 99.2%。术后 12 个月复发率为：MAL 组为 9.3%，外科手术组为 0。CO 优秀 / 好：MAL 组为 94.1%，手术组为 59.8%	MAL 组：37/100 65 例相关 AE，外科手术组：14/96 21 例相关 AE。大部分 AE 呈现皮肤病学特征，均为轻度可缓解。21 例严重 AE 没有相关性
sBCC	单盲、协变量、随机对照试验	PDT 对咪喹莫特对氟尿嘧啶的比较（n=583）随访 12 个月	MAL	26 例没有完成随访。复发 - 残留：MAL 组：52/196，咪喹莫特组：31/189，氟尿嘧啶组：39/198，咪喹莫特组 vs. MAL 组 P=0.021，CO（优秀 / 好）：MAL 组 62.4%，咪喹莫特组 61.4%，氟尿嘧啶组 57.5%。依从性：MAL 组 100%，咪喹莫特组 20.9%，氟尿嘧啶组 31.3%	MAL 组：没有不良反应，咪喹莫特组：1 例 AE，氟尿嘧啶组：2 例 AE，局部伤口感染
sBCC	随机前瞻性试验	单次 vs. 多次照光（n=745）随访期 5 年	ALA	多次照光的 CR 为 88.4%，单次照光的 CR 为 75.4%	未报道
sBCC	探索性，通过低 / 高功率密度照明减轻疼痛作用	低功率密度光照，直至光漂白达到 90%，随后采用高功率密度照光直到能量密度达 200 J/cm²（n=33）	ALA	在 10 mW/cm²、20 mW/cm²、40 mW/cm²、50 mW/cm²、60 mW/cm² 和 150 mW/cm² 功率密度照射光敏剂漂白至 80% 荧光强度时能量密度分别为 5.7 J/cm²、4.5 J/cm²、7.5 J/cm²、7.4 J/cm²、12.4 J/cm² 和 28.7 J/cm²，功率密度 < 50 mW/cm² 时无明显痛感，与连续治疗相比为 CR	未报道

续表

适应证	研究目标	研究方法	光敏剂	研究结果	不良反应
sBCC	镇痛的前瞻性研究	低功率密度光照至光漂白达到90%，然后高功率密度照射至 200 J/cm² (n=25) 随访期为24个月	MAL	首先，40 mW/cm² 或 50 mW/cm² 或 35 mW/cm² 对照 70 ~ 75 mW/cm² 随着光照功率密度的增加痛感加剧，反之则下降	未报道
日光性角化病	随机、双盲、前瞻性研究	剥脱疗法比较研究，疼痛评估 (n=15)，随访1个月	ALA 5 h vs. MAL 3 h	病灶缩小：ALA 6.2 ± 1.9，MAL 组 5.6 ± 3.2，没有显著性差异。ALA 组疼痛更为明显	
头部日光性角化病	对比研究	功率密度 160 mW/cm² 时能量密度 100 J/cm² (n=69)	ALA vs. MAL	54% 间断使用 ALA 治疗 14% 间断使用 MAL 治疗	
日光性角化病	多中心、随机、双盲，Ⅲ期试验	PDT 与安慰剂的比较(n=571)，随访3个月，间隔3个月最多 PDT 2 次	BF-200 ALA vs. MAL	CR，BF-200 ALA 组为 78.2%，安慰剂组为 17.1%（$P < 0.0001$），MAL 组为 64.2%（$P < 0.05$）。病灶缩小 CR，BF-200 ALA 组为 90.4% MAL 组为 83.2%，安慰剂组为 37.1%。亚组分析（分级、靶区）显示 BF-200 ALA 组较 MAL/ 安慰剂组更好	EA 方面 MAL 与 BF-200 ALA 无明显不同（应用部位红斑、灼烧和疼痛）
日光性角化病	多中心、随机、双盲，Ⅲ期试验	随访 2 项 Ⅱ 期研究（n=630），随访 6 ~ 12 个月	BF-200 ALA vs. MAL	清除率：BF-200 ALA 组为 47%，MAL 组为 36%	5 例患者相关不良反应：SCC（1）、BF-200 ALA（2）、BCC（2）、MAL（1）、Bowens（1）、安慰剂（1）

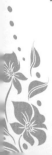

续表

适应证	研究目标	研究方法	光敏剂	研究结果	不良反应
日光性角化病	回顾性单中心研究	浅表刮除术、布洛芬乳膏用 3 h 后、照光 37 J/cm², VAS 评价术中及术后 8 h 疼痛指数（n=173，965 个病灶）	MAL vs. BF-200	MAL 组 vs. BF-200 组：术中 VAS 疼痛指数：5.0vs.5.8，P < 0.001；剧痛：25%vs. 36%P < 0.05，8 h 无明显差异	未报道
日光性角化病	随机、双盲、前瞻性研究	面部剥脱，I级：1 次 PDT，II ~ III级：2 次 PDT（n=13，177 日光性角化病）随访 3 个月	BF-200 ALA vs. MAL	BFvs.MAL：清除率 84.5%vs. 74.2%P=0.099，在降级方面没有不同 P=0.065，每例患者半脸分析 BF 组有迹象改善程度更好，差异无统计学意义（P=0.027）	几乎无痛，不良反应无差异

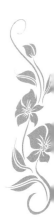

表5　头与颈癌 PDT 临床研究概述

适应证	研究目标	研究方法	光敏剂	研究结果	不良反应
黏膜白斑病斑黏膜红斑病	一线治疗	单独 PDT（n=147）	替莫卟吩或者 5-ALA	首次治疗后 CR 达到 77.6%。5 年随访 CR 为 78.9%	轻度至中度疼痛及皮肤光毒反应
口腔鳞状细胞癌	一线治疗	单独 PDT（n=38）；第一次 PDT 后 6 ~ 7 个月再次发生时重复 PDT	替莫卟吩	在最后一次审查中，CR 为 68.4%。总复发率为 15.8%（6/38）；5 年生存率为 84.2%	疼痛，皮肤光毒反应
局部顽固和复发的鼻咽癌	保守治疗	单独 PDT（n=21）	替莫卟吩	术后 10 周 CR 为 95%。患者初次 PDT 后 27 个月无反应。2 年 PFS 为 49%，原位复发（6 例），远处转移（5 例）。2 年生存期率约为 65%	局部疼痛

适应证	研究目标	研究方法	光敏剂	研究结果	不良反应
早期头颈部鳞状细胞癌	一线治疗	PDT vs. 外科手术（$n=243$）	替莫卟吩	PDT 术后 T_1 和 T_2 肿瘤的 CR 分别为 86% 和 63%（$P=0.005$），外科手术后 T_1 和 T_2 肿瘤的 CR 分别为 76% 和 79%（$P=0.75$）。PDT 后 T_1 和 T_2 肿瘤的 LDFS 分别为 102.6 个月和 113.8 个月，T_1 和 T_2 肿瘤外科手术后 LDFS 分别为 152.7 个月和 152.8 个月。PDT 治疗 T_1 和 T_2 肿瘤的平均 OS 分别为 101.5 个月和 116.9 个月（$P=0.842$）。外科手术后 T_1 平均 OS 为 122.6 个月，T_2 肿瘤平均 OS 为 109.5 个月（$P=0.450$）	没有讨论
早期头颈癌	一线治疗	PDT 与外科手术（$n=98$）	替莫卟吩	一次干预后，PDT 后局部控制率为 89%（49/55），外科手术后局部控制率为 74%（32/43）（$P=0.07$）。包括随后的干预措施，5 年的局部 DFS 分别为 67% 和 74% 的 PDT 和手术。总的来说，5 年 PDT 和外科手术的 LDFS 分别为 47% 和 53%。5 年 PDT 和外科手术的 OS 分别为 83% 和 75%	没有讨论
口腔鳞状细胞癌或黏膜异常增生	一线治疗	单独 PDT（$n=25$）	卟吩姆钠	18 例口腔鳞状细胞癌患者中，17 例达 CR，1 例 PR。黏膜异常增生患者 CR 为 100%。口腔鳞状细胞癌（$n=2$）组和异型增生（$n=1$）组均有复发。疾病特异性生存率为 95.8%	肿胀，水肿，（有时严重）疼痛，皮肤光毒性反应，皮肤变色
早期头颈部鳞状细胞癌和不典型增生	一线治疗	光剂量范围研究（$n=40$）	HPPH	仅采用 140 J/cm² 组用了评价相应率，不典型增生的 CR 为 46%，口腔鳞状细胞癌为 82%（$P=0.056$）	疼痛和水肿（100%），三级水肿，轻度晒伤（$n=4$）
T_1 口咽癌	第一个临床研究	给药后 48h 照光 100 J/cm²，100 mW/cm²（$n=42$）2 个月后取活检	HpD	CR，40（95%）。复发 1 例，残差 1 例	没有被报道

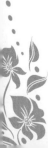

续表

适应证	研究目标	研究方法	光敏剂	研究结果	不良反应
多种癌症	探究性研究	随访 1 年	mTHPC PII（1 例），ALA（1 例）	良好的临床反应	
脸，口咽，喉部的原位癌	前瞻性临床研究	给药后48h照光100 J/cm²，100 mW/cm²（n=83例），2 个月后其活检	Photosan Ⅲ®	57 例基底细胞癌患者中 51 例，7 例皮肤鳞状细胞癌患者中 6 例，7 例口咽癌患者中有 6 例，12 例喉癌患者中有 11 例，随访 13～71 月，完整组织检查	没有被报道
唇鳞状细胞癌	非随机，Ⅱ 期研究	0.15 mg/kg，给药后96h照光20J/cm²，100 mW/cm²（n=25例），随访 12 周取活检	Foscan®	12 周 24/25=96% 为 CR，2 例复发（4、18 个月）	肿胀、局部疼痛、皮肤光毒反应 5 例
各种癌症不仅仅是头颈部癌症	综述	综述	综述	内窥镜下光传输，肿瘤内介入 PDT 需要广泛的手术切除大肿瘤辅助治疗	
口腔和口咽癌	前瞻研究	0.15 mg/kg 给药后 96 h 照光，鼻气管插管照光（n=29）随访 37 个月	mTHPC	CR 为 25 例（86%），4 例复发病灶常规治疗	一过性的咀嚼、吞咽和发音损伤
不适合外科手术、放疗或化疗的顽固或复发性头颈部癌	Ⅰ～Ⅱ 期保守治疗	0.15 mg/kg，给药后 96 h 介入 PDT 20 J	mTHPC	45 例患者中 9 例 CR，33 例中位生存期 16 个月，12 例无反应者中位生存期 2 个月	PDT 后 2 周颈动脉破裂
复发性呼吸道乳头状瘤病，每 3 个月需要手术一次	双臂、随机试验	单次 PDT，给药6d后照光80～100 J 成人/60～80 J 儿童（n=17）；随访12个月	mTHPC	5 例缓解，3～5 年复发。呼吸道疾病无反应	未报告
各种深部头颈部癌	前瞻性调查	0.15 mg/kg（68 例）随访 7 个月	mTHPC	2 例痊愈，半数患者反应良好，缓解率达 1/3。随访 6 周 X 线检查：13 例无反应，18 例轻度，23 例中度，11 例有迹象	一系列不严重的不良反应

适应证	研究目标	研究方法	光敏剂	研究结果	不良反应
口腔鳞状细胞癌	光剂量范围研究	0.15 mg/kg, 药物—光照间隔72 ~ 96 h（$n=20$）	mTHPC	2 * 单病灶，≤ T_3 全部清除 6，T_4 有 3 个被清除，$T_1 + T_2$：14 中的 9 个被清除	未报告
副鼻窦基底细胞癌、腺癌，腺样囊癌	辅助外科手术治疗	直接照光和内窥镜方法照光（$n=15$）	mTHPC	直接切除术 $n=3$，减瘤手术的 $n=12$。CR，$n=5$	没有不良反应。一过性复视 $n=4$
鼻恶性肿瘤	回顾性分析	PDT（$n=7$）	mTHPC	无 CSF 泄漏、脑膜炎或大出血	3 例患者暂时性复视，所有患者面部水肿和疼痛

表 6　胆管癌 PDT 临床研究概述

适应证	研究目标	研究方法	光敏剂	研究结果	不良反应
胆管癌	保守治疗	配合 CT 或 RT 的多模式 PDT（$n=7$）	talaporfin（NPe6）	7 例中 3 例为无复发的 CR。2 例死于肝转移。1 例癌症无关的死亡和 1 例还带瘤生存	胆管狭窄（$n=1$）、一过性上皮或胆道周围炎症（$n=2$）、轻度短暂性胆管炎（$n=1$）、轻度光皮炎（$n=2$）、皮肤色素沉积（$n=1$）
胆管癌	姑息疗法	胆管支架术加 PDT（170 例）vs. 单纯支架置入术（157 例）	卟吩姆钠（Photofrin®）	PDT 后观察到：生存期延长、Karnofsky 指数改善和血清胆红素降低	胆汁脓毒症（15%），皮肤光毒反应（6%）
胆管癌	姑息疗法	单独 PDT（$n=11$）	Foscan®	PDT 后中位生存期为 18 个月。4 例患者的抑瘤长度 > 7.5 mm，胆汁淤积，黄疸缓解时间延长。11 例患者中有 6 例生活质量得到改善	脓性胆管炎、复发性肝脓肿、皮肤光毒反应、胆管炎

适应证	研究目标	研究方法	光敏剂	研究结果	不良反应
胆管癌	姑息疗法	PDT 加支架植入术（$n=29$）	Foscan®	中位至局部肿瘤进展时间为 6.5 个月，中位生存期为 15.4 个月	胆管炎（$n=4$）、肝脓肿（$n=2$）、胆囊炎（$n=2$）、皮肤光毒反应（$n=5$）和注射部位反应（$n=7$）
胆管癌	姑息疗法	内窥镜引导下的 PDT（$n=25$）	Porfimer 和 talaporfin	在 PDT 后 talaporfin 比 Porfimer 具有更高的杀细胞作用。由 talaporfin 引起的较小的光毒性，因此在 PDT 治疗后留在医院时间较短	皮肤光毒反应
胆管癌	姑息疗法	内窥镜超声引导下的光凝 PDT（$n=4$）	Photolon	中位坏死面积为 $4 \ cm^2$，疾病在 5 个月的中位随访期间保持稳定	无治疗相关死亡或并发症
不可切除的肝门癌	姑息疗法	PDT 联合支架置入术（$n=13$）	Foscan®	13 例患者中有 5 例在 PDT 后 13 个月内死亡。8 例患者的中位生存期为 13 个月，在撰写论文时仍在随访中	腹痛、恶心
不可切除的肝门癌	姑息疗法	PDT + CT vs. 单独 PDT（$n=43$）	卟吩姆钠（Photofrin®）	中位 OS，PDT 组 8 个月 vs. PDT + CT 组 17 个月。1 年生存率分别为 32% 和 76.2%。PFS 分别为 2 个月和 10 个月	肝脓肿（$n=3$）、皮肤光毒反应（$n=4$）、胆管炎（$n=4$）
不可切除的肝门癌	姑息疗法	PDT + CT vs. 单独 PDT（$n=68$）	卟吩姆钠（Photofrin®）	平均生存时间 PDT 组为 374 d，PDT + CT 组为 520 d（$P=0.021$）。PDT 组 1 年生存率明显高于对照组（88% vs.58%，$P=0.001$），平均生存期 PDT 组为 395 d，PDT + CT 组为 566 d（$P=0.09$）	没有特别提供

表 7 胰癌 PDT 临床研究概述

适应证	研究目标	研究方法	光敏剂	研究结果	不良反应
局部进展期无法切除的胰腺腺癌	一线治疗	光剂量探索研究,后可能配合 CT 或 RT(n=15)	维替泊芬	PDT 后 1 个月,11/13 为 SD,2/13 为 PD。6 例 SD 维持 3 个月。中位 OS 为 8.8 个月	轻度至中度腹痛,轻度炎症

表 8 膀胱癌 PDT 临床研究概述

适应证	研究目标	研究方法	光敏剂	研究结果	不良反应
中或高风险尿路内皮细胞癌	术后 PDT	外科手术后进行 PDT(n=17)	HAL	PDT 后 6、9 和 21 个月的 CR 分别为 52.9%、23.5% 和 11.8%	膀胱轻度或重度刺激 / 急性尿路感染
复发性高级别非肌层侵袭性膀胱癌	术后 PDT	外科手术后进行 PDT 手术(n=35)	Radachlorin®	平均随访 26.74 ± 6.34 个月。术后 12 个月复发率为 90.9%,24 个月为 64.4%,30 个月为 60.1%	PDT 治疗后未发现严重不良反应

表 9 女性生殖道癌 PDT 临床研究概述

适应证	研究目标	研究方法	光敏剂	研究结果	不良反应
宫颈上皮内瘤变 1 ~ 3	荧光诊断	剂量探索研究(n=24)仅检测荧光	HAL	荧光强度随时间的增加而增加,10 mM 剂量的荧光强度大于 4 mM,宫颈上皮内瘤变的荧光强度高于正常上皮	
宫颈上皮内瘤变,人乳头瘤病毒感染	一线治疗	局部给药,给药后 3 ~ 5 h 光照	HAL	15/24 例完全缓解,CIN 1、CIN 2 和 CIN 3 的缓解率分别为 71%、50% 和 71%	无全身不良反应,无皮肤光毒反应。一些患者在照光期间颈压刺痛
宫颈上皮内瘤变 2 和 3 合并人乳头瘤病毒感染	一线治疗	PDT 每隔 1 周重复一次	ALA	CIN 2 完全应答 9 个月,4 次治疗后 1 个 CIN 3 阳性 6 个月	灼热感与阴道分泌物增加

续表

适应证	研究目标	研究方法	光敏剂	研究结果	不良反应
宫颈上皮内瘤变 2 及 3	一线治疗	单独 PDT	Photolon（e6 衍生物）	112 例中有 104 例（CIN2：24，CIN3：88）得到完全缓解	治疗期间疼痛，体温升高，几例 PDT 后轻度动脉压增高
宫颈上皮内瘤变 1 ~ 3	一线治疗	双盲，剂量探索研究	HAL 或 MAL	从初始 CIN 1（$n=3$），CIN 2（$n=9$），CIN 3（$n=13$），PDT 后 6 个月 9 例患者完全缓解，7 例的部分缓解。未观察到宫颈肉眼可见的变化	没有全身性反应
宫颈上皮内瘤变 1 ~ 3	一线治疗	光和药物剂量范围研究（$n=67$）	HAL 或 MAL	3 h DLI 的 CR：MAL（1.2 mM）组为 50%，HAL（10 mM）组为 33%，HAL（40 mM）为 46%。HAL（40 mM），25 J/cm^2 组 CR 率为 29%，50 J/cm^2 组为 33%。HAL（40 mM）3 h DLI 后采用剂量为 50 ~ 100 J/cm^2 照光是最有效的	子宫颈疼痛、痉挛和宫颈或阴道分泌物增多
宫颈上皮内瘤变 1	一线治疗	PDT vs. 安慰剂或仅随访 70 例（$n=70$）	HAL	HAL：CR 为 57%（$n=47$），安慰剂或仅随访：CR 为 25%（$n=23$）（$P=0.04$）	轻度至中度局部疼痛、痉挛和阴道分泌物增多
宫颈上皮内瘤变 1 ~ 2	一线治疗	剂量探索研究（$n=262$）	HAL	接受 PDT 或安慰剂治疗的 CIN 1/CIN 2 患者之间的反应无显著差异。单独考察 CIN 2 患者，与安慰剂组相比只有 HAL 5% 具有统计学意义的疗效，其 CR 为：3 个月后 18/19（$P=0.009$），和 6 个月后 18/19（$P=0.021$）。HPV 清除没有显著提高	盆腔疼痛，外阴道不适，外阴道灼热感，外阴道疼痛，生殖器不适，腹痛，上腹痛，手术后疼痛

续表

适应证	研究目标	研究方法	光敏剂	研究结果	不良反应
腹膜癌和肉瘤	第二期临床试验	2.5 mg/kg，给药后 48 h 照光，减瘤手术，术中照光（100例）	卟吩姆钠（Photofrin®）	没有迹象表明 CR 或长期抑制肿瘤	毛细血管渗漏综合征，术后死亡 2 例，腹腔出血 1 例，成人呼吸窘迫综合征 4 例，肠瘘或吻合口漏 4 例，伤口裂开或延迟愈合 2 例。2 例伤口感染、3 例长期肠梗阻或小肠梗阻、可逆性异常肝功能、低钙血症和低镁血症、20 例轻度皮肤光毒反应
外阴及阴道癌前病变	回顾性研究	阴道镜或外阴镜检查表面 PDT 2 mg/kg，给药后 48 h 照光，150 J/cm² （n=15）随访 1 年	Photogem®	3 个月随访：CR 为 80% （12/15），1 年随访：CR 为 71.4%（10/14）	13.3%（2/15）面部水肿和麻疹，1/15 会阴疼痛
外阴 HSIL （正式表示为外阴上皮肉瘤样病变）	回顾性研究	评估 3 种治疗方式：CO₂ 激光消融，PDT，切除 / 外阴切除术 （n=93）。平均随访 53.7 个月	ALA	复发率 CO₂ 组：40.4% PDT 组：48.1% 切除组：42%	

表 10　前列腺癌 PDT 临床研究概述

适应证	研究目标	研究方法	光敏剂	研究结果	不良反应
前列腺癌早期诊断	一线治疗	剂量探索研究和 PDT （n=6）	mTHPC	MRI 扫描显示前列腺特异性抗原（prostate specific antigen，PSA）水平降低 67%，水肿和斑片状坏死	没有具体给出

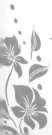

续表

适应证	研究目标	研究方法	光敏剂	研究结果	不良反应
局部前列腺癌	术前 PDT	PDT 随后进行外科手术（n=19）	5-ALA	5-ALA 在癌细胞中选择性富集，在正常组织和基质中没有 Pp IX 富集（0/19）	皮肤光毒反应
复发性前列腺癌	保守治疗	外照射放射治疗失败后的 VTP（n=24）	Tookad®	7 d 通过 MRI 成像检测光照射区域没有存活的病变细胞，但是区域外有，所有的患者的肿瘤依然保留。4 例患者的 PSA 水平下降到可以忽略不计的程度	灌输药物后的自限性低血压
复发性前列腺癌	保守治疗	外照射放射治疗失败后的血管靶向 PDT（n=28）	Tookad®	8/16 例患者使用大于 23 J/cm² 的高光剂量治疗 6 个月时，90% 的前列腺体积活检阴性。在这组 8 例患者中，PSA 水平降至可忽略的程度	可控制的排尿功能退化，2 例患者直肠尿道瘘
局部前列腺癌	一线治疗	剂量探索研究和 VTP（n=84）	Tookad®	在 6 个月时，74% 的患者进行活检为阴性，VTP 后第 7 天前列腺坏死的平均百分比为 78%	没有具体给出

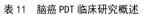

表 11　脑癌 PDT 临床研究概述

适应证	研究目标	研究方法	光敏剂	研究结果	不良反应
恶性脑胶质瘤	FGR	FGR（n=139）vs. 传统外科手术（131）	ALA	对比肿瘤增长，采用 FGR 139 例患者中 90% 完全清除，而 131 例患者中这一比例为 47%；用 FGR 延长 6 个月的无进展生存期	偏瘫（4 vs. 2）；失语症（3 vs. 0）；抽搐（3 vs. 1）；硬膜外血肿（1 vs. 1）
恶性神经胶质瘤，转移性脑肿瘤，脑膜瘤	新诊断或复发的肿瘤（非随机试验）	切除后 PDT（n=112）	卟吩姆钠（Photofrin®）	总生存期 42 周（n=96）	PDT 后死亡 3 例；7 例患者神经功能缺损增加，75% 没有并发症

适应证	研究目标	研究方法	光敏剂	研究结果	不良反应
恶性脑肿瘤	FGR 随后术中 PDT	FGR + PDT	Foscan®	肿瘤预测准确率为 90.7%；使用 FGR 进行 75% 的根治性切除而没有 FGR 的患者为 52%；与 3.5 个月相比，FGR + PDT 平均存活 9 个月	2 例严重皮肤光毒性反应，1 例一过性脑肿胀
恶性胶质瘤	Pp IX 选择性和 PDT	FGR vs. 外科手术；然后进行 PDT	ALA	平均 Pp IX 荧光在活肿瘤中增加 100 倍；以 100 J/cm², 150 J/cm² 和 200 J/cm² 光照射，Pp IX 分别漂白 8%、16% 和 1%。相比于 36%，使用 FGR 完全切除率为 65%	
多形性胶质母细胞瘤	FGR 和重复的 PDT	手术后 FGR 和 5 次 PDT（n=13）vs. 单独的手术（n=14）	ALA，卟吩姆钠（Photofrin®）	平均存活 52.8 周 vs. 24.6 周；平均肿瘤进展时间为 8.6 个月 vs. 4.8 个月	3 例深静脉血栓形成事件
不可切除的神经胶质瘤	术中治疗	术中 PDT 常伴有 CRT（n=14）	talaporfin（NPe6）	新诊断的胶质瘤：CR 1/6, PR 2/6, DP 1/6, 没有评估的 1/6。中位 OS 为 26 个月。复发性胶质瘤：CR 1/8, PR 1/8, SD 2/8, PD 4/8。中位 OS 为 9 个月。所有患者均有（第 2 次）复发	偏瘫和脑水肿但与 PDT 无关
原发性恶性实质性脑肿瘤	术中治疗	多模式，手术和 PDT（n=22）	talaporfin（NPe6）	所有胶质瘤：中位 PFS 为 20 个月，中位局部 PFS 为 22.5 个月，中位 OS 为 27.9 个月。新诊断的胶质瘤：中位 PFS 为 12 个月，中位局部 PFS 为 20 个月，OS 为 24.8 个月	轻度皮疹，水疱，皮肤发红

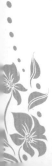

表 12　其他器脏癌 PDT 临床研究概述

适应证	研究目标	研究方法	光敏剂	研究结果	不良反应
胃癌	病例报告	1 例患者无法手术的胃癌，PDT 超过 2 年，使用 Photofrin®1 次，使用他拉泊芬钠 3 次	卟吩姆钠（Photofrin®）或 talaporfin sodium（他拉泊芬钠）	重复的 PDT 治疗让患者以自然的方式消化食物	一过性轻微贫血和低蛋白血症，Photofrin®：轻微晒黑，轻微腹痛和腹泻
AIN 四级	前瞻性干预研究	PDT 0.075 ~ 0.15 mg/kg，给药 48 h 后照光，红色或绿色光（n=15 例患者和 25 个 PDT 疗程）	mTHPC	28%（7/25）初始 CR，16%（4/25）初始 PR，8 月随访：7/11 复发，绿光 PDT：6 ~ 15 个月随访：16%（4/25）	强烈的疼痛，血性和脓性直肠排泄。1 例患者形成肛门狭窄
AIN 三级，AIN 一级或二级，Paget's 病	回顾性研究	Photofrin®：1.2 mg/kg 630 nm 光照 100 J/cm², 400 mW/cm²，ALA：37.5 J/cm²，2 次循环 3 ~ 5 min 黑暗间隔（n=15 和 26 个 PDT 疗程）平均随访 19 个月	ALA 和卟吩姆钠（Photofrin®）	ALA：13 例患者，Photofrin®：1 例患者。10 例患者的结果：6 例 AIN Ⅱ 或 Ⅲ 初始为 CR，3 例患者在 7 个月、8 个月和 22 个月复发	1 例患者报告明显不适
外周脉络膜血管瘤	前瞻性，多中心，非随机，临床试验	6 mg/m²，689 nm，给药后 15 min 照光，50 J/cm²，83 s，间隔 12 周处理 1 ~ 4 次，随访 > 12 个月	维替泊芬	视力恢复 69%，视力增加，黄斑囊样水肿消退，渗出性黄斑脱离除 2 例外均消失，CCH 厚度从 3 mm 减小至 1.7 mm	无严重不良反应
无色素性脉络膜黑色素瘤	疗效研究	重复 PDT 直至平坦或无变化，直径 4 ~ 16 mm 和厚度 1.3 ~ 5.7 mm 的病变（n=9）	维替泊芬	8 例明显的 CR 在 1 ~ 14 个月，1 个色素沉着区仍然 2 mm 厚，随访 34 ~ 81 个月中 8 例没有复发，在 21 个月和 34 个月中有 2 例局部复发	没有负面影响
脉络膜转移	回顾性介入病例系列	6 mg/m²，689 nm，600 mW/cm²，83 s，7 mm 直径和 2.9 mm 厚的病变（n=9）	维替泊芬	2 例无响应，7 例完全控制，视网膜下液分辨率和厚度减少 39%，7 例视力改善或稳定	1 个视网膜内出血

续表

适应证	研究目标	研究方法	光敏剂	研究结果	不良反应
外周脉络膜血管瘤	前瞻性、连续性、双中心、非对照、介入病例系列	6 mg/m², 689 nm, 50 J/cm² 或 100 J/cm², 83 s, 在持续渗出的情况下再治疗,(n=25)随访 > 5 年	维替泊芬	22 例患者接受 1 次 100 J/cm² PDT 无复发, 3 次 50 J/cm² PDT, 随后 1 次至 100 J/cm² PDT, 中央凹中心厚度由 386.2 μm 降 至 179.2 μm, 视觉在 19 只眼中, 敏锐度提高了 18.5 个字母, 超过 2 行。均显示黄斑渗出完全消退	未发现与治疗相关的不良事件或并发症

1. 光敏素（卟吩姆钠，Photofrin®）

这种血卟啉衍生物可被认为是肿瘤 PDT 治疗的现代光敏剂之父，它使 PDT 走向了世界。30 年来已有多种 HpD 制剂上市，治疗的患者数成千上万。这种光敏剂是由单体、二聚体和寡聚体组成的物质，是从 Hp 通过不同的化学加工而来，它的各种成分都具有临床活性，但因生产过程不同，最终产物的各种亚组分的含量也会有所不同。尽管有这些差异，临床上的表现还是相似的。不过，大量发表的报道都是在 Axcan Pharma（Photofrin®）的基础上获得的，不可因此而认为，不同厂家的产品可以自动等同地互用。此药在 630 nm 照射下产生单线态氧的效率不高，所以治疗时间也相应较长。HpD 还有其他的激发波长，而且激发更强，特别是 408 nm 的蓝光和 510 nm 的绿光。输入之初，HpD 在血管系统中循环，如输入后迅即照光可有利于阻断血流。输入后 24 h，特别是输入后 48 h，药物较多集中于增生活跃的组织，如肿瘤中和较低的程度集中在皮肤中。HpD 在组织中存留 4 ~ 6 周，故光毒性很成问题。在临床工作中，患者多用剂量为 2 mg/kg、48 h 后照光，如用弥散光纤，光剂量为 200 ~ 300 J/cm²。照光时大多无痛，便于门诊治疗。在良好计划的临床试验的基础上，已经获得多个国家的批准，可用于治疗膀胱、皮肤、肺和食管肿瘤。在 2 mg/kg 剂量下，整个照射区域都会出现很强的光动力反应，可望对皮肤病变包括鳞癌、基底细胞癌和转移性乳腺癌获得很高的完全反应率。与此相似，早期和晚期的支气管内肺癌消融常有收到很好效果的报道，采用 Photofrin®-PDT 清除 Barrett 食管，以及姑息治疗食管的阻塞性病变获得良好效果的报道也多。还能用于治疗头颈部肿瘤和脑肿瘤。治疗膀胱肿瘤也有反应，但要注意膀胱纤维化的问题。曾有 Photofrin®-PDT 治疗不能切除的胆管细胞癌、使生存时间延长 1 倍的成功报道。

　　采用 2 mg/kg 的剂量，不难预料照射区域周围的正常组织也会有相当强的反应。Photofrin®-PDT 治疗肺部病变后，常规的做法是 48 h（或更早些）后要重复支气管镜检查，以清除脱落的正常组织避免阻塞呼吸功能。当然，2 mg/kg 的剂量时，在肿瘤组织获得强烈反应的同时，照射野内的正常组织也会发生相当强的反应。这可能是由于 2 mg/kg Photofrin® 时也有不少光敏剂进入正常组织，但在肿瘤组织中集中得稍多一些。照光时，正常组织与肿瘤组织都会产生强烈的反应，肿瘤组织的反应可能稍强一些。由于 Photofrin® 在肿瘤组织中的积聚程度高于正常组织，这就有可能降低用药剂量，照光时肿瘤组织中可产生足够的临床效果但不至于使正常组织产生明显的光动力损伤。有几项报道称，采用 1.2 mg/kg 或 0.8 mg/kg 剂量的 Photofrin®，照光后对肿瘤组织的选择性破坏明显，而正常组织的损伤轻微。1.2 mg/kg 或 0.8 mg/kg Photofrin® 可消融肿瘤而保留正常组织，表现明显优于 2 mg/kg 剂量。值得注意的是，根据交互律，在采用较低药剂量时，需要采用较大的照光剂量。较大的照光剂量可将更多的光子传输到肿瘤组织，增强组织透入和光动力反应。由于目前 PDT 计量学的应用价值还有限，由 Photofrin® 所引起的过度照射不必过分强调，特别是采用 1.2 mg/kg 或 0.8 mg/kg 时，严重的治疗相关损伤更少见报道，光毒反应也可能减少，但尚少证实。

2. 喜泊分®（血卟啉注射液，Hematoporphyrine injection）

喜泊分® 主要成分有 Hp、卟啉聚合体、羟乙基—乙烯基次卟啉及少量原卟啉。适用于定位诊断和治疗口腔、膀胱、支气管、肺、消化系统等部位的浅表癌症及白斑等癌前病变，并可用于治疗鲜红斑痣。注射本品 5 h 后，粪尿总排泄量占注射剂量的 73.29%。第 11 天是 91%，本品需遮光，密闭，在 0 ℃ 以下保存。

喜泊分® 三期临床研究参与单位为由北京大学肿瘤医院、中国人民解放军总医院第一医学中心、北京协和医院、北京大学口腔医院、中国医学科学院肿瘤医院。入组实体瘤患者共计 428 例，其中光动力诊断 100 例，治疗 328 例。在诊治激光照射前 48 ~ 72 h 静脉滴注，用药剂量 5 mg/kg，用药前需做皮肤试验。治疗激光波长 630 nm，输出功率密度平均 400 mW/cm^2，光剂量密度 200 ~ 400 J/cm^2。诊断病例 100 例（食管癌 28 例，贲门癌 56 例，胃癌 16 例），采用荧光分光仪显示记录打印，判定标准分阳性，可疑与阴性，肿瘤阳性率 91%，良性病变均阴性，荧光显示与病理符合率 94%，假阴性率 2.0%。治疗病例 328 例，其中浅表癌 37 例，口腔颌面癌 40 例，鼻咽癌 2 例，乳腺癌 11 例，肺癌 74 例，食管癌 33 例，贲门癌 72 例，胃癌 21 例，直肠癌 1 例，膀胱癌 37 例。内腔肿瘤经由内窥镜导入激光照射，治疗后 4 周判定疗效，按国际通用标准分为完全效应（complete remission，CR），部分效应（partial remission，PR），轻度有效（minor remission，MR）与无效（no remission，NR）。全组获 CR 114 例，PR 85 例，MR 49 例，NR 50 例，总有效率（278/328）84.8%，CR+PR 占 69.8%。其中浅表恶性肿瘤总有效率高达 97.8%，内腔恶性肿瘤总有效率79.8%。诊治后血常规、肝功能、肾功能复查均无异常，无造血与肝肾损害。用药后因避光不当发生暴露部位皮肤光敏反应者占全组 2.3%，对症处理数日消退，1 例治疗后低热（38 ℃以下），经 3 d 消退。综上所述，经Ⅲ期临床验证，喜泊分® 作为光动力学诊治恶性肿瘤的光敏剂，疗效肯定，不良反应轻微，对重要脏器无毒性反应。并且和激光联合应用能增强杀伤癌细胞的作用。

3. 氨基酮戊酸

在体内，这种前体药是通过酶催化转换成为有活性的光敏剂原卟啉Ⅸ（protoporphyrin Ⅸ，Pp Ⅸ），它继而转换成为血红素。将过量的 ALA 输入体内，Pp Ⅸ因其向血红素生物转换率的限制而在体内积聚。正是利用转换率受限这一步骤，形成活性光敏剂 Pp Ⅸ的积聚。而且，与正常组织相比，肿瘤组织中产生更多的过量 Pp Ⅸ，故而在肿瘤组织与周围正常组织之间形成明显的浓度差。ALA 的配方可以口服、静脉或局部用药。局部用药时，光毒反应只出现于用药区域，而其他途径给药后约 48 h 可出现全身性的光毒反应，全身给药后也可能出现胃肠道不适，局部给药则不会。局部用药一般为数小时，用药后 18 h以内进行照光。可以用蓝光（410 nm）、绿光（510 nm）或红光（635 nm）照射。较短波长的光产生单线态氧的效率较高，可较快完成照射，而 635 nm 产生单线态氧较少，照光时间相当长。此外，皮肤治疗一般都有疼痛。在治疗皮肤恶性肿瘤获得初步成功后，这种光敏剂成功地推向了世界。几乎所有的光化性角化病和表浅的基底细胞性病变都可以通过门诊 ALA-PDT 加以清除。较为结节性的基底细胞癌和鳞癌，一般都需要多疗程的治疗才能清除，应谨慎对待。已有多项精心设计的 ALA-PDT

治疗清除早期的和表浅的非黑色素性皮肤恶性肿瘤获得高度成功，其临床与容貌保存效果均优于其他的皮肤科治疗。ALA 也已成功地用于治疗头颈部肿瘤、Barrett 食管、膀胱肿瘤、前列腺癌。

ALA 的甲基化修饰物——甲基氨基酮戊酸（methyl-aminolevulonic acid，M-ALA 或 MAL）增强了亲脂性，更有利于透入较深的组织。到达靶部位后，细胞内酯酶的去甲基作用将 M-ALA 转换为 Pp IX。有研究表明，M-ALA 透入组织可达 2 mm，而 ALA 是 1 mm。许多临床研究表明，这种光敏剂治疗表浅的非黑色素性的皮肤癌和癌前病变的反应甚佳。M-ALA 产生荧光的能力不及 ALA。ALA 还有一种修饰物六氨基戊酸（hexaminolaevulinate，H-ALA 或 HAL），此药的荧光甚强，在提高膀胱癌治疗的精确性中获得应用。膀胱内灌注后，膀胱的肿瘤区出现荧光，用以指示病变帮助肿瘤的切除，PDT 也可能用于手术后，甚至用以替代切除手术。

各种 ALA 制剂除用于肿瘤 PDT 外，还已用于颜面嫩肤，PDT 后的皮肤老化和皱纹显得明显减轻。这恐怕是当今全球 ALA-PDT 最为流行的指征，而且还在迅速增加。由此也可见 PDT 的非肿瘤应用的推广应用更为迅猛。

4.2-(1-己基氧乙基)-2-二乙烯基焦磷酸 -a[2-(1-hexyloxyethyl）-2-devinyl pyropheophorbide-a，HPPH]

在 400 多种做过结构 / 活性定量检测的光敏剂中，二氢卟吩的衍生物 photochlor 可能是最有希望的一种。这种亲脂性的药物在体内不被代谢，从血浆清除相对较慢，经 665 nm 和 408 nm 的光激发，作用都很强，所以表面照射或深度照射都可以。此光敏剂已经用于治疗猫和狗的自发肿瘤。曾对 48 例患者进行了光敏感性和药代动力学评价，用药剂量为 2.5 ~

6.0 mg/m², 照光剂量为 44.4 ~ 133.2 J/cm²。在最大用药和照光剂量时，曾出现轻微的日光毒反应，所见最长的光毒反应为 3 d。目前的临床试验集中在用药剂量为 3 ~ 4 mg/m²、用药后 48 h 照光剂量为 150 J/cm²，高度有效，出现治疗相关的病残轻微。在这些参数下，治疗的全部 8 例食管癌患者和治疗的 Barrett 食管患者都出现了治疗反应。在用药剂量为 3 mg/m² 的情况下，包括基底细胞癌的皮肤病变获得清除。在一项Ⅰ期试验的 16 例支气管肺癌的患者中，用药剂量为 4 mg/m²、照光剂量为 75 ~ 150 J/cm²，结果显示高度有效，光毒反应轻微或轻度。考虑到 HPPH 的合成相对容易，有可能推向 PDT 的前台。2014 年该药已被国家食品药品监督管理总局批准在中国进入Ⅰ期临床试验，目前已经入Ⅱ期临床试验中。

5. 酞菁类

该染料家族及其相关化合物萘酞菁都是光动力活性很强的光敏剂。它们的结构类似于卟啉，通常包含有 1 个中心原子（常为锌、硅或铝），以增加其单线态氧的产生。它们在 670 nm 附近有一个很强的吸收波段，能产生荧光，临床上可采用 100 J/cm² 的光激发。这些光敏剂因其强疏水性而常用脂质体包裹。这些光敏剂多在线粒体积聚，明显引起凋亡。随着不同的配方，药物约在 24 h 排出体外，光毒反应大为减少。治疗一般在给药后 1 h 开始照光。也有配方可供局部用药。临床上引人关注的是这类光敏剂似乎也具有放射增敏特性。将 PDT 与放射治疗相结合的可能性是一种巧妙的思路。

（1）磺化酞菁铝（sulfonated aluminum phtalocyanine，Photosens®）

Photosens®（结构见图 3）是一种合成的化合物，1992 年在对已有的光敏剂的认识基础上，由俄罗斯开发并已有销

售，是一种四氮杂四苯并卟啉，与卟啉相比，它吸收波长为
670 nm。酞菁大环中心离子为铝离子，使产生细胞毒性氧分
子的能力增强，而磺化基团降低了大环固有的疏水特性。治疗
自发肿瘤显示很好的临床反应和荧光。已广泛用于治疗肿瘤和
感染。这种光敏剂可制成静脉用药、病变内直接注射及气溶胶。
在治疗早期的和复发的唇、咽、喉、舌的病变，以及治疗原发
性的肺癌、复发的肺癌、食管肿瘤等方面，都获得良好效果。

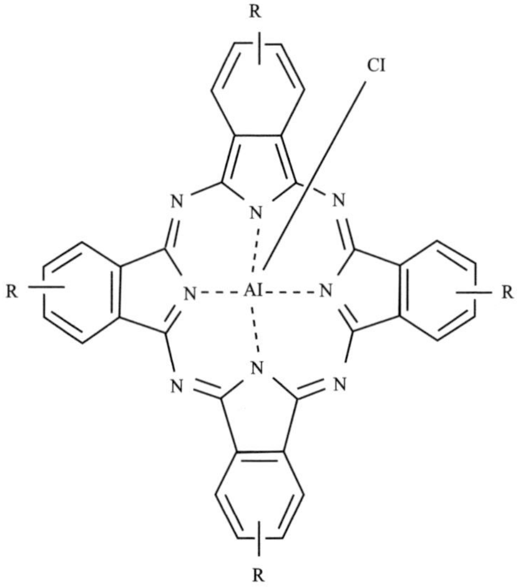

图 3　Photosens® 结构

（2）硅酞菁（Pc4）

Pc4 是一种硅酞菁（结构见图 4），带有一个长氨基链的
轴向配体 [HOSiPcOSi（CH$_3$）$_2$（CH$_2$）$_3$N（CH$_3$）$_2$]，这种硅
酞菁在动物体内和体外细胞试验均显示出较理想的结果，轴向
配位的酞菁相对周环取代的酞菁具有一个重要的优点，不仅是
轴向配体可以增加溶解性和防止聚集倾向，而且这些化合物还

没有异构体，因此很容易得到纯的样品。自从 1993 年第一次报道以来，在各种细胞系和各种方案上对 Pc4 进行了广泛的研究。发现使用 Pc4 的细胞毒性是 AlPc 的 3 倍。观察到这两种光敏剂在细胞内的摄取没有什么不同，似乎可以断定细胞光毒性的增加是由于在细胞内的分布不同或由于酞菁在体外的聚集作用所致。

2001 年 9 月 Pc4 开始进入 I 期临床试验治疗皮肤癌或实体性皮肤转移癌，全身给药后次日照光，2006 年申办者宣布完成试验（仅有 3 例受试者），但未公布实验结果。目前正作为局部用药治疗光化角化病 Bowen 疾病，对鳞状细胞和基底细胞皮肤癌的治疗进入 I 期临床试验。

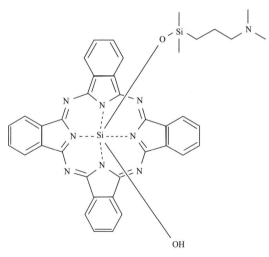

图 4　Pc4 结构

（3）福大赛因（PHOTOCYANINE）

"福大赛因"是福州大学化学化工学院功能材料研究所光敏剂课题研究组，在黄金陵教授和陈耐生教授的主持下，经过长期不懈地研究攻关，成功研制出的抗癌光敏剂药物。福大赛因是由在酞菁环上的 2 个磺酸钾基和 2 个邻苯二甲酰亚胺甲基、中心离子为锌离子的顺式取代酞菁化合物的 4 种异构体组成的。具有亲水亲脂两亲性的特性，其结构见图 5。

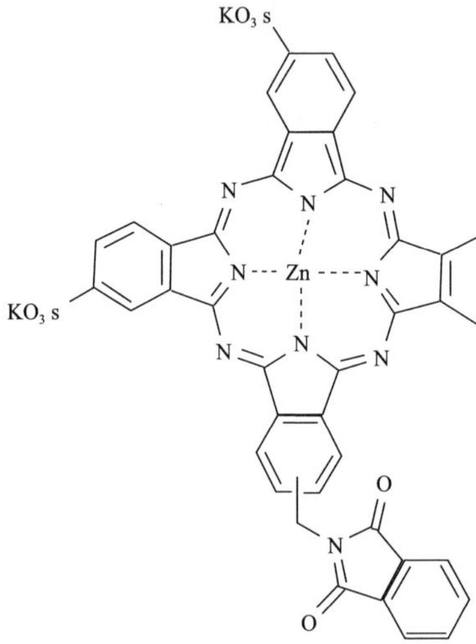

图5　福大赛因

　　该光敏剂在临床前动物体内外试验研究中表明：具有很好的光敏活性和低的皮肤光毒性。2008 年经中国国家食品药品监督管理局批准其注射液进入Ⅰ期临床试验，治疗食管癌、鼻咽癌、皮肤癌、喉癌和胃癌。2011 年完成Ⅰ期临床试验，初步结果表明安全、有效。目前正在中国进行Ⅱ期临床试验。

　　6. 他拉泊芬钠（Talaporfin sodium）

　　这种二氢卟吩衍生物有许多名称，包括 MACE、NPe6、LS11、Laserphyrin、Litx ™、Photolon 及 Apoptosin ™。因为有好几家厂家生产这种光敏剂，其实际组成和结构可能有所不同，对临床可能有一定的影响。一般来说，二氢卟吩的单线态氧产额很高，是很有效的光敏剂。它以 664 nm 的光激发，必须在用药后 2 ~ 4 h 照光，以取得最大效应。实际上用药后 12 h 已无光动力反应。一般这种亲水性的二氢卟吩与血浆结合，认为是一种作用于血管的光敏剂。它通过胆汁排出体外，故肝功能差的患者须慎用。一项药剂量和光剂量的 I 期试验报告，PDT 用药剂量不得低于 1.6 mg/kg。高于 2.5 mg/kg 的用药剂量可用于 PDT，但未见组织选择性。用药后 4 h 照光剂量 100 J/cm^2 的效果可靠。值得注意的是，照光过程中皮肤组织疼痛显著。全身性皮肤光毒反应持续约 2 周。一项 II 期临床试验治疗表浅的支气管肺癌，静脉用药 40 mg/m^2 后 4 h 照光 100 J/cm^2，40 例患者 45 个病变各作了 1 次 PDT 治疗。95% 的病变发生反应，85% 的病例获得 CR。光毒反应轻，14 d 后已不能检出皮肤光毒作用。在一项精心组织的试验中，利用光敏剂的荧光来增强治疗的靶向性，将 CR 率提高到了 92%。作者观察到：获得 CR 的患者中，荧光消失，作者们建议，这可能是一个很好的指标，既有很好的计量学意义，又可能提示治疗成功的概率。治疗方案也是用药 40 mg/m^2 后 4 h 照光 100 J/cm^2。PDT 治疗前，先以 408 nm 激发荧光作光诊断，以利瞄准，并可观察治疗后的荧光消失。光毒性反应为时 2 周。Talaporfin sodium（Laserphyrin）也用于治疗早期的头颈部肿瘤患者。PDT 治疗 T$_1$ 期喉癌、T$_2$ 期口腔癌、T$_2$ 期咽癌，用药 40 mg/m^2 后 4 h，照光 60 ~ 150 J/cm^2。照光 60 J/cm^2 的治疗失败，但照光 100 ~ 150 J/cm^2 的治疗一般都成功。无病例发生淋巴管或淋巴结转移。所有患者均在全身麻醉下进行治疗，PDT 治疗后未见 PDT 引起的长时间疼痛。

特别令人欣喜的是 Light Sciences 公司专为这种光敏剂研制的袖珍便携式光源。这种 LED 装置一只手就能握住，并且智能节能，可为柔性光纤顶端的 LED 提供能量。此装置可作间断性或连续性的低剂量 PDT 治疗。其 LED 可在超声或 CT 引导下植入，也可与高度灵活的电源相连。这就为 PDT 提供了一种新的工作模式。在一项 I 期临床试验中，对多种复发肿瘤进行治疗，LED 植入肿瘤后，用药剂量 40 mg/m^2，给药后 1 h，照光 83 ~ 664 min（相当于 250 ~ 2000 J/cm^2）。患者对治疗耐受良好，受到较高光剂量的病例产生治疗反应。一项 II 期临床试验报道了 27 例难治性肝转移癌患者。现今将这种长时间照射称为 Litx ™（Light Infusion Technology）。给药 40 mg/m^2 后通过这种植入的 LED 照光 2.8 h。不良反应虽然常见，但大多轻微或中等程度。获得的治疗反应超过 80%。这份报道中有 5 例患者发生 I 度光毒反应。治疗肝和头颈部复发癌的 III 期临床试验目前正在进行之中。

7. 特来汀（Turlytin）

乙基锡初紫红素（初卟啉锡）（Tin-ethyl etiopurpurin，SnET2）是一种人工合成的紫红素，是叶绿素的降解产物。其中央的锡原子增强 660 nm 红光的吸收。此药为亲水性，常与蛋基载体进行配制，所以对鸡蛋过敏的患者临床禁用此药。注射药物后 24 h 照光，药物在细胞的膜积聚。因其并非很高效的光敏剂，用药剂量需要 1.2 mg/kg。治疗中有时伴有疼痛，给药后 14 d 还可发现皮肤存留。临床试验表明，治疗皮肤基底细胞癌、乳腺癌的胸壁转移癌、Kaposi 肉瘤有效。此药的初步临床疗效甚佳，前景看好，有待实现商品上市。

8. 帕多芬 / 帕利泊芬（Padoporfin/Padeliporfin）

这两种光敏剂都是细菌叶绿素（细菌的叶绿素等价物）的细菌脱镁叶绿酸（bacteriophorbide）衍生物。Padoporfin（WST9，Tookad）是疏水性的，需要载体。Padeloporfin（WST11）是亲水性的，用药容易。两者似均为血管作用的药物，照光后迅速血管阻断。药物清除迅速，故多在用药后不久就开始照光。患者对治疗耐受良好，故可用于门诊治疗。光毒反应只限于 3 h。照光采用 763 nm 的红光，故可照射较深的部位。Tookad 治疗前列腺癌颇受关注。在第一项临床试验中，28 例局部复发的、放射治疗失败的前列腺癌患者进行了 Tookad-PDT 治疗。常采取 20 min 注射药物、照光 30 min。该试验确定的用药剂量为 2 mg/kg。8 例患者获得活检阴性，2 例患者发生瘘，10 例发生排尿功能减退。需要注意的是，有些患者虽采用了认为最佳的治疗照光，却只获得了部分或短暂的治疗反应。而且，前列腺外治疗者，治疗后的 MRI 见到直肠壁损伤。由此看来，对计量学的了解还不够，用于治疗尚欠成熟。目前的前列腺癌治疗研究采用 Padeliporfin，治疗结果尚待明确。

9. 路德（Lutrin）/ 特克沙芬（Texaphyrins）

Lutrin 和 Texaphyrins 是合成的和扩展的卟啉类光敏剂，但是其临床功能远超出了 PDT 治疗。这一族化合物在辅助影像学诊断中起很大作用。Gadolinium 含有的 Texaphyrins 已广泛用于 MRI 影像增强。有一项研究发现它是一种放射增敏剂，改进了中枢神经系统特别是肺癌的转移癌放射治疗的结果。一项研究试验了它溶解动脉斑块的作用。Lutrin（Luteium Texaphyrin）介导的 PDT 已经进入临床试验。Lutrin 是一种水溶性光敏剂，容易通过静脉给药。清除迅速，1 d 后已不引起光敏反应。此药可能在组织积聚，但主要是在新生血管积聚。它是优良的单线态氧产生者，所以治疗时间仅若干分钟。也是采用 732 nm 照射，可穿透进入深部组织，并可产生荧光。也有局部用药的制剂。静脉给药 4 ~ 5 mg/kg，18 h 或 24 h 后照光 150 J/cm^2，治疗乳腺癌的皮肤转移有效，但治疗结果甚为悬殊。后续观察治疗前列腺癌的结果已经发表，评价了用药剂量 0.5 mg/kg、1 mg/kg 或 2 mg/kg，给药后 3 h、6 h 或 24 h 照光 2.5 ~ 150 J/cm²，发现同一患者或不同患者之间的差异很大。有治疗反应的患者，多数在 PDT 治疗后需要膀胱置管导尿。说明还需要做计量学的改进。尤其重要的是，对于许多患者这是一项很疼痛的治疗而可能需要强麻醉。

10. 替莫卟吩（Temoporfin）

Temoporfin（又称 Foscan®）是二氢卟吩家族的一员，已有商品，广泛用于 PDT 治疗。它在 652 nm 光波照射下产生非常大量的单线态氧，是最强的光敏剂之一。一般用药剂量为 0.1 ~ 0.2 mg/kg，只需要照光 20 J/cm²，为时仅数分钟。但这时可能有剧烈疼痛。临床上约用 4 d 时间使其在肿瘤内积聚和从正常组织清除，再开始治疗。用药后的第 1 天，即使是很弱的光线也可引起严重的皮肤光敏反应。照光必须非常精确，尽量保护好正常组织不受光照，哪怕是反射光也足以引起未保护好的周围组织的光毒反应。皮肤光敏反应可持续长达 6 周，但一般报道为 2 ~ 4 周。很多临床报道显示 Foscan® 在多种不同的治疗方式下都有很强的作用。有报道包括唇癌和口腔癌的头颈部肿瘤患者反应显著。多数患者的容貌保存甚佳，但发生瘢痕仍有可能。在为数不多的 PDT 随机试验中，有一项研究显示 Foscan® 对于局限的、有症状的、头颈部复发肿瘤的姑息效果甚佳。治疗食管癌，即使采用穿透能力弱的绿光照射，也获得成功。初步研究提示可能用以治疗肺癌、胃癌、胰腺癌，但由于计量学还很不完善，引起病残也多。也可能用来治疗皮肤癌，如鳞癌和基底细胞癌，但照射过度或用药过度也可能引起瘢痕。一项试验表明，用来治疗复发性的乳腺癌，即使用药仅 0.1 mg/kg 和照光仅 5 ~

10 J/cm^2，引起病残仍多。治疗前列腺癌，用药剂量为 0.55 mg/kg 和照光剂量为 20 ~ 100 J/cm^2，都有很强的临床和组织学活性，但发现可引起瘘管形成和长时间的排尿困难。这也再一次强调了加强计量学的必要性。Foscan® 是一种临床功效很强的光敏剂，但比许多其他的光敏剂更容易受到不精确的计量学和日光暴露的影响。

11. 维替泊芬（Verteporfin）

Verteporfin 是一种苯并卟啉衍生物，可作为 PDT 的典型代表。临床上这种疏水性的光敏剂是用脂质体配制的。690 nm 的激发光可穿透相当深的组织。此药清除甚速，仅在数小时内可引起皮肤光毒反应。静脉给药后 30 min 内开始照光 100 J/cm^2。这种光敏剂作用于血管，发现可用于治疗新生血管丰富的病变。BpD-PDT 已在全球用于治疗老年性视网膜黄斑变性，一种由于眼球脉络丛新生血管渗漏而导致失明的疾病。为了实现利用这种光敏剂活性的适应证，QLT 药业公司设计和资助了详尽的随机试验，以证实其治疗价值。此外，也还专门为此开发了商品化的高度可重复性治疗的光源，供应全球各地的眼科诊所，而非只供少数选择性的中心之用。获得正式批准后，这种治疗已经商业化，让广大患者受益于这种疗法。这与其他许多争取批准的光敏剂形成鲜明对比，它们多因临床试验不完整而未能成功。BpD 的开发说明，需要经过怎样的努力过程，方能成为商品和获得临床应用。这种光敏剂也已用于治疗眼部星形细胞瘤、脉络膜黑色素瘤及各种皮肤恶性肿瘤。用来治疗狗的骨肉瘤，一种血管高度丰富的肿瘤，也是一项创新，在这批术前 BpD 治疗中，肿瘤坏死很显著。由于许多人体肿瘤特别是肉瘤和脑的胶质细胞瘤具有丰富的新生血管，而目前的常规临床治疗疗效很差，这很可能是临床试验的一个理想场所。

六、今后的方向与结论

肿瘤 PDT 用的光敏剂，可能为拓展当今的临床工作继续向前发展，研究新的适应证，巩固目前的临床治疗方案。为此目的，将继续完善计量学，使目前可用的光敏剂获得更好的应用。光源的改进和人们通过技术发展更好地将光导入肿瘤，也可能挖掘目前光敏剂的潜能，开创间断性或持久照射的治疗新方案。也许更为重要的是，会更新 PDT 中光敏剂的观念。几十年来的经验，已经认识到了目前光敏剂的不足，特别是如何将光敏剂运送到作用靶，如何在肿瘤内选择性地激活，以及能够在同一次简单的治疗中实时判断治疗是否成功，知道是否需要其他的治疗。为了达到这些目的，人们的思路必须跳出 PDT 本身的框框。光敏剂可能与影像学制剂和（或）生物制剂相结合，用以进行诊断、治疗和计量学检测。可能将光敏剂与光源作为一个整体，设计得更好。按照这种思路，光敏剂可能通过如 400 nm 的光的很低能量进行激发。这就可能以极邻近的光动力反应，来替代目前需要经过长距离光传输才激发光敏剂的系统。治疗反应的定位会变得更加精确。关于定位，还可能通过如载体来设计和指引光敏剂在非常精确的区域积聚。纳米颗粒——光敏剂耦合物的设想非常诱人。其实，未来的光敏剂也许就是纳米颗粒。按照这种设想，光源可能是纳米颗粒的一部分，其光敏剂—光源的距离紧紧相邻，原初能量相对低的荧光就足以引起光动力反应。如果设计得当，只是纳米颗粒或纳米颗粒—光源直接接触的细胞或亚细胞靶才发生光动力反应。这种精辟的概念，也许相当于一个利用各种载体和耦合物，如抗体的双控开关，有人称之为分子信标。其载体可以是顺磁性的，这样，就可以用，如 MRI 来肿瘤成像，对光敏剂／载体进行定位，进而通过热或荧光激发光敏剂／载体。理想的是，如果计量学能够预先设定，作用靶被破坏时，光敏剂会被关闭或切断。目前的光敏剂已经可以用来净化循环血液或骨髓中的恶性细胞，同理，可以设想通过"芯片上的实验室"概念在纳米规模上加以发挥。这里，光敏剂／纳米颗粒将成为肿瘤细胞的门闩或插销，当肿瘤细胞流动经过芯片从而使其发生结构改变，就产生光，激发光动力反应，成为一个极佳的独立自足的 PDT 系统。尽管通常将 PDT 理解为一种"局部"治疗，PDT 似可上调免疫系统。如果这样来解读光敏剂，达到这个目标是有可能的，PDT 既可局部消融肿瘤，又可通过免疫疫苗机制来治疗或预防全身性的疾病。目前的 PDT 用来消融皮肤病变，PDT 后的愈合过程产生深刻的组织修复，一般都能保持良好的容貌外观，阐明和揭示这个作用机制，或许可以先清除肿瘤，然后转而促进创口愈合和组织再生。

（薛金萍）

参考文献

1. JI W, YOO J W, BAE E K, et al. The effect of Radachlorin® PDT in advanced NSCLC: A pilot study. Photodiagnosis Photodyn Ther, 2013, 10（2）: 120-126.

2. MASAKAZU K, KUNIHARU M, MASAKAZU K, et al. Photodynamic therapy（PDT）with chemotherapy for advanced lung cancer with airway stenosis. Int J Mol Sci, 2015, 16（10）: 25466-25475.

3. AKOPOV A, RUSANOV A, GERASIN A, et al. Preoperative endobronchial photodynamic therapy improves resectability in initially irresectable（inoperable）locally advanced non small cell lung cancer.

Photodiagnosis Photodyn Ther，2014，11（3）：259-264.

4. KE-CHENG C，YI-SHAN H，YING-FAN T，et al. Pleural photodynamic therapy and surgery in lung cancer and thymoma patients with pleural spread. PLoS One，2015，10（7）：e0133230- e0133234.

5. CAI X J，LI W M，ZHANG L Y，et al. Photodynamic therapy for intractable bronchial lung cancer. Photodiagnosis Photodyn Ther，2013，10（4）：672-676.

6. FRIEDBERG J S，CULLIGAN M J，MICK R，et al. Radical pleurectomy and intraoperative photodynamic therapy for malignant Pleural Mesothelioma. Ann Thorac Surg，2012，93（5）：1658-1667.

7. YOON H Y，CHEON Y K，CHOI H J，et al. Role of photodynamic therapy in the palliation of obstructing esophageal cancer. Korean J Intern Med，2012，27（3）：278-284.

8. GRAY J，FULLARTON G M. Long term efficacy of photodynamic therapy（PDT）as an ablative therapy of high grade dysplasia in Barrett's esophagus. Photodiagnosis Photodyn Ther，2013，10（4）：561-565.

9. DAVID W J，QUMSEYA B J，QUMSIYEH Y，et al. Comparison of endoscopic treatment modalities for Barrett's neoplasia. Gastrointest Endosc，2015，82（5）：793-803.

10. DUNN J M，MACKENZIE G D，BANKS M R，et al. A randomised controlled trial of ALA vs. Photofrin photodynamic therapy for high-grade dysplasia arising in Barrett's oesophagus. Lasers Med Sci，2013，28（3）：707-715.

11. YANO T，MUTO M，YOSHIMURA K，et al. Phase I study of photodynamic therapy using talaporfin sodium and diode laser for local failure after chemoradiotherapy for esophageal cancer. Radiat Oncol，2012，7（1）：113.

12. YANO T，MUTO M，MINASHI K，et al. Photodynamic therapy as salvage treatment for local failure after chemoradiotherapy in patients with esophageal squamous cell carcinoma：a phase II study. Int J Cancer，2012，131（5）：1228-1234.

13. TARSTEDT M，GILLSTEDT M，WENNBERG LARK A M，et al.

Aminolevulinic acid and methyl aminolevulinate equally effective in topical photodynamic therapy for non-melanoma skin cancers. J Eur Acad Dermatol Venereol, 2016, 30（3）：420-423.

14. ARITS A H, MOSTERD K, ESSERS B A, et al. Photodynamic therapy versus topical imiquimod versus topical fluorouracil for treatment of superficial basal-cell carcinoma: a single blind, non-inferiority, randomised controlled trial. Lancet Oncol, 2013, 14（7）：647-654.

15. VIJLDER H, STERENBORG H, NEUMANN H, et al. Light fractionation significantly improves the response of superficial basal cell carcinoma to aminolaevulinic acid photodynamic therapy: five-year follow-up of a randomized, prospective trial. Acta Derm Venereol, 2012, 92（6）：641-647.

16. ZEITOUNI N C, SUNAR U, ROHRBACH D J, et al. A prospective study of pain control by a 2-step irradiance schedule during topical photodynamic therapy of nonmelanoma skin cancer. Dermatol Surg, 2014, 40（12）：1390-1394.

17. Dirschka T, Radny P, Dominicus R, et al. Photodynamic therapy with BF-200 ALA for the treatment of actinic keratosis: results of a multicentre, randomized, observer-blind phase Ⅲ study in comparison with a registered methyl-5-aminolaevulinate cream and placebo. Br J Dermatol, 2012, 166（1）：137-146.

18. DIRSCHKA T, RADNY P, DOMINICUS R, et al. Long-term（6 and 12 months）follow-up of two prospective, randomized, controlled phase Ⅲ trials of photodynamic therapy with BF-200 ALA and MAL for the treatment of actinic keratosis. Br J Dermatol, 2012, 168（4）：825-836.

19. NEITTAANM KI-PERTTU N, KARPPINEN T T, GR NROOS M, et al. Daylight photodynamic therapy for actinic keratoses: a randomized double-blinded nonsponsored prospective study comparing 5-aminolaevulinic acid nanoemulsion（BF-200）with methyl-5-aminolaevulinate. Br J Dermatol, 2014, 171（5）：1172-1180.

20. STOKER S D, INDRASARI S R, HERDINI C, et al. Photodynamic therapy as salvage therapy for patients with nasopharyngeal carcinoma

experiencing local failures following definitive radiotherapy. Photodiagnosis Photodyn Ther, 2015: S157210001500040X.

21. VISSCHER S A H J, MELCHERS L J, DIJKSTRA P U, et al. mTHPC-mediated photodynamic therapy of early stage oral squamous cell carcinoma: a comparison to surgical treatment. Ann Surg Oncol, 2013, 20（9）: 3076-3082.

22. KARAKULLUKCU B, SHARON D S. A matched cohort comparison of mTHPC-mediated photodynamic therapy and trans-oral surgery of early stage oral cavity squamous cell cancer. Eur Arch Otorhinolaryngol, 2013, 270（3）: 1093-1097.

23. IKEDA H, TOBITA T, OHBA S, et al. Treatment outcome of Photofrin-based photodynamic therapy for T_1 and T_2 oral squamous cell carcinoma and dysplasia. Photodiagnosis Photodyn Ther, 2013, 10(3): 229-235.

24. RIGUAL N, SHAFIRSTEIN G, COOPER M T, et al. Photodynamic therapy with 3-（1'-hexyloxyethyl） pyropheophorbide a for cancer of the oral cavity. Clin Cancer Res, 2013, 19（23）: 6605-6613.

25. CAESAR L, VAN DOEVEREN T E M, TAN I B, et al. The use of photodynamic therapy as adjuvant therapy to surgery in recurrent malignant tumors of the paranasal sinuses. Photodiagnosis Photodyn Ther, 2015: S1572100015000708.

26. NANASHIMA A, ABO T, NONAKA T, et al. Photodynamic therapy using talaporfin sodium （Laserphyrin®） for bile duct carcinom: a preliminary clinical trial. Anticancer Res, 2012, 32（11）: 4931-4938.

27. LEGGETT C L, GOROSPE E C, MURAD M H, et al. Photodynamic therapy for unresectable cholangiocarcinoma: A comparative effectiveness systematic review and meta-analyses. Photodiagnosis Photodyn Ther, 2012, 9（3）: 189-195.

28. WAGNER A, KIESSLICH T, NEUREITER D, et al. Photodynamic therapy for hilar bile duct cancer: clinical evidence for improved tumoricidal tissue penetration by temoporfin. Photochem Photobiol Sci, 2013, 12（6）: 1065.

29. WAGNER A, DENZER U W, NEUREITER D, et al. Temoporfin improves efficacy of photodynamic therapy in advanced biliary tract carcinoma: A multicenter prospective phase Ⅱ study. Hepatology, 2015, 62(5): 1456-1465.

30. NANASHIMA A, ISOMOTO H, ABO T, et al. How to access photodynamic therapy for bile duct carcinoma. Ann Transl Med, 2014, 2(3): 23.

31. CHOI J H, OH D, LEE J, et al. Initial human experience of endoscopic ultrasound-guided photodynamic therapy with a novel photosensitizer and a flexible laser-light catheter. Endoscopy, 2015: s-0034-1392150.

32. KNIEBÜHLER G, PONGRATZ T, BETZ C S, et al. Photodynamic therapy for cholangiocarcinoma using low dose mTHPC(Foscan?). Photodiagnosis Photodyn Ther, 2013, 10(3): 220-228.

33. PARK D H, LEE S S, PARK S E, et al. Randomised phase Ⅱ trial of photodynamic therapy plus oral fluoropyrimidine, S-1, versus photodynamic therapy alone for unresectable hilar cholangiocarcinoma. European Journal of Cancer, 2014, 50(7): 1259-1268.

34. WENTRUP R, WINKELMANN N, MITROSHKIN A, et al. Photodynamic therapy plus chemotherapy compared with photodynamic therapy alone in hilar nonresectable cholangiocarcinoma. Gut Liver, 2016, 10(3): 470-475.

35. HUGGETT M T, JERMYN M, GILLAMS A, et al. Phase Ⅰ/Ⅱ study of verteporfin photodynamic therapy in locally advanced pancreatic cancer. Br J Cancer, 2014, 110(7): 1698-1704.

36. BADER M J, STEPP H, BEYER W, et al. Photodynamic therapy of bladder cancer-a phase Ⅰ study using hexaminolevulinate(HAL). Urol Oncol, 2013, 31(7): 1178-1183.

37. LEE J Y, DIAZ R R, CHO K S, et al. Efficacy and safety of photodynamic therapy for recurrent, high grade nonmuscle invasive bladder cancer refractory or intolerant to bacille calmette-guérin immunotherapy. J Urol, 2013, 190(4): 1192-1199.

38. SOERGEL P, DAHL G G F, ONSRUD M, et al. Photodynamic

therapy of cervical intraepithelial neoplasia 1-3 and HPV infection with methylaminolevulinate and hexaminolevulinate-A double-blind, dose-finding study. Lasers Surg Med, 2012, 44（6）: 468-474.

39. HILLEMANNS P, PETRY K U, SOERGEL P, et al. Efficacy and safety of hexaminolevulinate photodynamic therapy in patients with low-grade cervical intraepithelial neoplasia. Lasers Surg Med, 2014, 46（6）: 456-461.

40. HILLEMANNS P, GARCIA F, PETRY K U, et al. A randomized study of hexaminolevulinate photodynamic therapy in patients with cervical intraepithelial neoplasia 1/2. Am J Obstet Gynecol, 2015, 212（4）: 465.

41. CHOI M C, KIM M S, LEE G H, et al. Photodynamic therapy for premalignant lesions of the vulva and vagina: A long-term follow-up study. Lasers Surg Med, 2015, 47（7）: 566-570.

42. ABDEL-RAHMÈNE AZZOUZI, BARRET E, MOORE C M, et al. TOOKAD ® S oluble vascular - targeted photodynamic（VTP）therapy: determination of optimal treatment conditions and assessment of effects in patients with localised prostate cancer. BJU Int, 2013, 112（6）: 766-774.

43. AKIMOTO J, HARAOKA J, AIZAWA K. Preliminary clinical report on safety and efficacy of photodynamic therapy using talaporfin sodium for malignant gliomas. Photodiagnosis Photodyn Ther, 2012, 9（2）: 91-99.

44. MURAGAKI Y, AKIMOTO J, MARUYAMA T, et al. Phase II clinical study on intraoperative photodynamic therapy with talaporfin sodium and semiconductor laser in patients with malignant brain tumors Clinical article. J Neurosurg, 2013, 119（4）: 845-852.

45. NAKAMURA T, OINUMA T. Usefulness of photodynamic diagnosis and therapy using talaporfin sodium for an advanced-aged patient with inoperable gastric cancer（a secondary publication）. Laser Ther, 2014, 23（3）: 201-210.

46. SNOEK E M V D, HOLLANDER J C D, AANS J B, et al. Photodynamic therapy with systemic meta-tetrahydroxyphenylchlorin

in the treatment of anal intraepithelial neoplasia，grade 3. Lasers Surg Med，2012，44（8）：637-644.

47. WELBOURN H，DUTHIE G，POWELL J，et al. Can photodynamic therapy be the preferred treatment option for anal intraepithelial neoplasia Initial results of a pilot study. Photodiagnosis Photodyn Ther，2014，11（1）：20-21.

48. CAMPBELL W G，PEJNOVIC T M. Treatment of amelanotic choroidal melanoma with photodynamic therapy. Retina，2012，32（7）：1356-1362.

49. KALIKI S，SHIELDS C L，AL-DAHMASH S A，et al. Photodynamic therapy for choroidal metastasis in 8 cases. Ophthalmology，2012，119（6）：1218-1222.

50. DEMIAN V S，VIDA M，HENRIETTE S B，et al. Oncologic photodynamic therapy：basic principles，current clinical status and future directions. Cancers（Basel），2017，9（2）：19.

第三章　光动力光源设备与导光系统

一、光源设备

（一）基本原理

1. 光的作用

光动力治疗的根本是光动力作用（photodynamic action），也可称为光敏化作用，或称敏化光氧化作用，概括地说是在有氧、光和敏化剂同时参与下的化学或生物化学变化。光、光敏剂和氧被称为光动力治疗的三大要素，缺一不可。光源作为光动力作用的动力，在光动力治疗中的作用非常重要。

由于光动力作用中光源是用来激发光敏剂的，它的作用就是给光敏剂发生能级跃迁提供光子能量，因此光源的选择一定要与治疗用的光敏剂相匹配。光敏剂吸收光子能量发生光化学反应的原理见图 6。

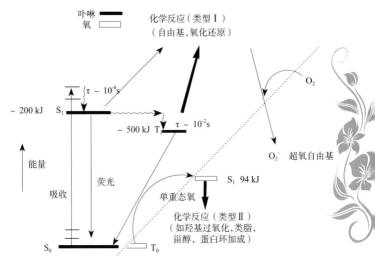

图 6 光敏剂受光激发发生光化学反应的原理

　　不同的光敏剂发生能级跃迁所需的能量不同，激发效率不同，产生的荧光和单态氧的量子产率不同，光漂白量子产率也不同，这是由光敏剂分子的自身特性决定的，而这种特性决定了激发光源的波长和能量，常见光敏剂的光物理特性见表 13。

表 13 常见光敏剂的光物理特性

光敏剂	最大激发波长（nm）	荧光量子产率（N²）	系间量子产率（N²）	单态氧量子产率	光漂白量子产率
BPDMA	686（MeOH）	0.105	0.71	0.76	2.7×10^{-5}（PBS）
MACE	654（PBS）	—	—	0.77	8.2×10^{-4}（PBS）
SnEt2	640（MeOH）	0.04	0.96	0.82	2.1×10^{-4}（10% 小牛血清）

　　注：BPDMA，benzoporphyrin derivative monoacid ring A，苯并卟啉衍生物单环酸 A；MACE，Monoaspartyl chlorin e6，单天门冬酰基二氢卟吩 e6（他拉卟吩）；SnEt2，Tin-ethyl etiopurpurin，乙基锡初紫红素；MeOH：甲醇；PBS：磷酸盐缓冲液。

因此光动力治疗中光源设备的选择由所用光敏剂决定。一般情况下，光源设备的选择主要看两个参数。

①波长，光源设备一般会明确指出其中心波长或波长范围，将之与光敏剂的峰值激发波长相对比，刚好匹配或覆盖光敏剂的峰值激发波长的光源设备即可用于治疗。如果光源设备的中心波长或波长范围在光敏剂激发光谱峰值两侧，离峰值越远，激发效果越差。

②功率，一般情况下，光源设备的功率都是可调的，功率范围在光动力治疗建议范围内即可。1 ~ 10 W 的光源设备是比较合适的。

2. 光源设备的类型

光动力光源设备的类型主要包括激光器、窄带 LED 光源和宽谱白光。其中激光器最为常见，早期或有些情况下用弧光灯或荧光光源，加载窄带滤光片，现在已不常用。而近年来随着 LED 技术的发展，高功率窄带宽的 LED 被用于光动力光源设备的研发，特别是用于治疗面积较大的皮肤病变的光动力治疗。下面将对激光器和 LED 光源进行讲述。

（二）激光器

1. 激光器的原理

"激光"一词的英文原名"LASER"是"Light Amplification by Stimulated Emission of Radiation（受激辐射光放大）"取头一个字母的缩写。激光是一种单色性佳、相干性强、方向性好、亮度高的相干光束。激光器是从微波量子放大器发展而来的。世界上第一台激光器——红宝石激光器是 1960 年由梅曼研制成功的。

激光的发光机制是受激辐射光放大。实现激光的必要条件，也就是激光器的主要结构——激励能源、工作物质、光学谐振腔。激光的产生过程见图7，具有亚稳态能级结构的工作物质，在强有力的激励源的作用下，发生能级跃迁，从低能级跃迁到高能级，当高能级上的粒子数多于低能级上的粒子数，即实现了粒子数反转，发生受激辐射，产生光子；沿着谐振腔轴向传播的光子在谐振腔两侧反射镜内振荡，反复通过处于粒子数反转的工作物质内，不断产生受激辐射，形成光放大；当光放大能克服传播过程中的损耗和部分透射时，腔内便形成了稳定的持续振荡，从部分反射镜输出一束单色性、方向性好的强相干光，这就是激光。

可见，一般激光器由三部分组成：具有亚稳态结构的工作物质、激励能源、光学谐振腔。而产生激光的必要条件则是实现粒子数反转、光学谐振腔。

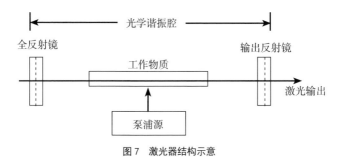

图7　激光器结构示意

随着1960年世界上第一台激光器——红宝石激光器问世，在以后短短数年中，钕玻璃激光、CO_2激光、氩激光相继出现，并很快应用于临床。20世纪70年代，Nd^{3+}：YAG激光、氮（N_2）激光、He-Ne激光、可调谐染料激光等已在医学临床中崭露头角。进入20世纪80年代，除上述激光外，CO_2激光、金蒸气激光、钛激光、铒激光、准分子激光等新型激光的临床应用也逐渐增多，几乎每一种新波长激光的出现，都引起人们对其医用价值的研究热潮，以及相伴而来的激光医疗领域的扩大。20世纪60年代，我国已有了自己的 He-Ne 激光器、钕玻璃激光器、砷化镓半导体激光器、CO_2 激光器、氩激光器、氖激光器和 Nd^{3+}：YAG 激光器等。20 世纪 70 年代又研制出氮激光器、可调谐染料激光器、准分子激光器等。

2. 激光器的分类

激光器件种类繁多，分类方法也有很多种。按产生激光的工作物质不同，可以分为气体激光器、固体激光器、半导体激光器、液体激光器、化学激光器、自由电子激光器等。按工作方式，激光器可分为连续和脉冲两大类。按激光技术，激光器可分为静态脉冲激光器、调 Q 激光器、锁模激光器，也可分为单模（单纵模和单横模）激光器和多模激光器。常见医用激光器见表 14。

表 14　常见医用激光器分类与波长

分类	名称	波长（nm）
气体激光器	氦氖激光器	632.8
	CO_2 激光器	10 600
	氩离子激光器	457.9（8%）、476.5（12%）、488.0（20%）、496.5（12%）、501.7（5%）、514.5（43%）
	准分子激光器	KrF（248）、XeF（351～353）、ArF（193）、XeCl（308）、F2（157）
固体激光器	红宝石激光器	694.3
	Nd：YAG 激光器	1064
	Nd：YLF 激光器	1053/1047
	KTP/Nd：YAG 激光器	532
	Er：YAG 激光器	2940
	CTH：YAG 激光器	2080
	Ho：YAG 激光器	2100
染料激光器	染料激光器	400～950 调谐输出

分类	名称	波长（nm）
半导体激光器	低功率	532、630 ~ 670、780 ~ 910
	中功率	800、808、810、980、1450
	高功率	810、830、980

（1）气体激光器

以气体或金属蒸气为发光粒子，是目前种类最多，波长分布区域最宽，应用范围最广的一类激光器。气体激光器可以分为三大类：原子气体激光器、分子气体激光器、离子气体激光器。在原子气体激光器中，产生激光作用的是没有电离的气体原子，所采用的气体主要是氦、氖、氩、氪、氙等惰性原子气体，有时也采用铯、镉、铜、锰等金属原子蒸气，其典型代表是 He-Ne 激光器和铜蒸气激光器。在分子气体激光器中，产生激光作用的是没有电离的气体分子，如 CO_2、CO、N_2、O_2 等，其典型代表是 CO_2 激光器和 N_2 激光器。准分子激光器的工作气体在常态下为原子，受激发时可暂时形成寿命很短的分子，称为准分子，常用的准分子有：Ar_2、Xe_2、XeF、KrF、ArF、$XeCl$、$XeBr$ 等。离子气体激光器是利用电离后的气体离子产生激光作用，主要包括惰性气体离子和金属蒸气离子，其典型代表分别是氩离子和氦 - 镉激光器。

与其他激光器相比较，气体激光器有突出的优点：首先，它的发射谱线分布范围宽，波长几乎遍布从紫外到远红外整个光谱区，波长为 4 mm 的激光器和波长为 0.1 ~ 10 nm 的 X 射线激光器也在研制之中；其次，气体工作物质均匀性较好，因而输出光束质量，如单色性、方向性等都很高；再次，气体激光器很容易实现大功率连续输出，如 CO_2 激光器的输出目前可达万瓦级；最后，气体激光器转换效率较高，而且结构简单，造价低廉。由于气体粒子浓度低，一般不容易做成小尺寸大能量的脉冲激光器。但近年来，气体激光技术出现重大突破，大能量的小型气体脉冲激光器也已出现。

（2）固体激光器

固体激光器是将产生激光的粒子掺于固体基质中。工作物质的物理、化学性能主要取决于基质材料，其光谱特性则由发光粒子的能级结构决定，但发光粒子的光谱特性也受基质材料影响。固体工作物质中，发光粒子都是金属离子，称为激活离子。用作激活离子的元素有四大类：铬（Cr^{3+}）、钛（Ti^{3+}）、镍（Ni^{2+}）、钴（CO^{2+}）过渡族金属离子，钕（Nd^{3+}）、钐（Sm^{3+}）、钬（Ho^{3+}）、铒（Er^{3+}）等三价稀土金属离子，钐（Sm^{2+}）、铒（Er^{2+}）等二价稀土金属离子，以及锕系离子（大部分为人工放射性元素）。基质材料分为玻璃和晶体两类。常用的基质玻璃有硅酸盐、硼酸盐、磷酸盐玻璃等。常用的基质晶体有：金属氧化物晶体，如蓝宝石（Al_2O_3）、钇铝石榴石（$Y_3Al_5O_{12}$）、氧化钇（Y_2O_3）等；铝酸盐、磷酸盐、硅酸盐、钨酸盐等晶体；氟化物晶体，如氟化钙、氟化镁等。固体激光器的典型代表有Nd：YAG、红宝石、钕玻璃激光器。固体激光器的突出特点是：激活离子的浓度比气体大，因而可以获得大能量激光输出，单脉冲输出能量可达上万焦耳，脉冲峰值功率可达几十兆（10^{12}）瓦。但因固体热效应严重，连续输出功率不如气体激光器高。固体激光器功率较高，且多为脉冲输出，用于光动力治疗较少。

（3）半导体激光器

半导体激光器以半导体为工作物质。常用的半导体材料有砷化镓（GaAs）、砷铝化镓（GaAlAs）、砷铟化镓（GaInAs）、碲锡铅（PbSnTe）等。半导体激光器具有体积小、效率高、造价低、结构简单等突出优点，但也存在激光谱线宽、发散角大等缺点。半导体激光器的核心部分是 PN 结，PN 结的两个端面是晶体的天然解理面，该两表面极为光滑，可以直接用作平行反射镜面，构成光学谐振腔。激光可从一端解理面输出，也可由两端输出。使半导体粒子数反转分布的泵浦方式有上述的 PN 结正向注入电流的方法——注入式，还有电子束激励、光激励和碰撞电离激励等，其中较成熟的是注入式。

自 1962 年半导体砷化镓同质结激光器问世后，半导体从同质结、单异质结、双异质结到半导体激光器阵列，波长范围覆盖了从可见光到长波红外，逐渐地成为现代激光器件中应用面最广、发展最为迅速的一种器件类型。一般单个腔二极管激光器发射功率只能达到几十至几百毫瓦，为提高输出功率发展了二极管阵列激光器。这些阵列中的二极管在电气上并联耦合，发射一致，形成了部分相干光束。近年来由于采用了先进的制作工艺和冷却技术，高功率二极管阵列激光器的发展极快。

（4）液体有机染料激光器

液体激光器包括有机染料激光器（简称染料激光器，占液体激光器的绝大多数）和无机液体激光器两类。已发现的有实用价值的染料已达上百种，最常用的有若丹明 6G、隐花青、香豆素等。染料激光器的特点是：激光波长可调谐且调谐范围宽广，某些染料激光波长连续可调范围达上百纳米；可产生极短的超短脉冲，目前脉冲宽度已经可以压缩到 3 s（10 ~ 15 s）；激光谱线宽度窄，目前脉冲染料激光线宽可达 6 nm（5 ~ 10 nm），连续染料激光可达 6 ~ 10 nm。

染料激光器是以有机染料为激活物质，溶于甲醇或水的激光器。激光器用液体染料，而不用气体或固体染料的理由是：光学性能好，液体染料激活物质制作方便，可以像气体那样利用液体流动散热；液体染料能够自行修复，而固体染料遭受高强度的损失是永久的、不可能修复的；液体染料价格便宜，其频率特性可调，配比不同的染料可得到从紫外到近红外（0.2 ~ 1.0 m）的激光。染料脉冲激光器的脉冲为微秒量级，峰功率高，达到疗效所需能量比其他激光机体积小，在医学上得到广泛应用。染料激光器往往体积较大，多用于光谱研究，用于光动力治疗较为少见。

3. 光动力疗法常用激光器

在上文中提到，光动力疗法所用激光器主要以与光敏剂激发光谱峰值相对应的波长为主要选择依据。现有的光敏剂以卟啉类、卟吩类为主，光敏剂激发光谱峰值集中在 600 ~ 800 nm。所以光动力疗法常用激光器的波长也以这个范围居多。

（1）He-Ne 激光器

He-Ne 激光器属于中性原子气体激光器，是最早研制成功的气体激光器。这种激光器结构简单，操作方便，工作可靠，因而应用非常广泛。

①结构

He-Ne 激光器由放电管、谐振腔和泵浦电源组成。放电管是气体放电区域，也是产生激光的地方。放电管通常由毛细管和贮气室构成。放电管中充有一定比例的 He、Ne 气体，当电极加上高压后，毛细管中的气体开始放电，使氖原子受激，产生粒子数反转。谐振腔一般采用平面和凹面反射镜组成的平凹腔，两个反射镜都镀有多层介质膜，一个是全反射镜，另一个是激光输出端的部分反射镜。泵浦电源为直流高压小电流电源。

②原理

He-Ne 激光器的工作气体是 He 和 Ne，其中产生激光跃迁的是 Ne 气。He 是辅助气体，用以提高 Ne 原子的泵浦效率。

③工作特性

He-Ne 激光器的输出激光波长有 632.8 nm、543 nm、3.391 m 和 1.152 m 等，目前最常用的波长是 632.8 nm，适合多数第一代和第二代卟啉类光敏剂。

一般的 He-Ne 激光器都是多纵模振荡。为了提高激光的相干性，应尽量降低激光振荡线宽，最好是能实现单纵模运转。技术上有两种途径：一是缩短腔长，增大纵模间隔，使超过阈值而振荡的纵模只有一个。但腔长短则单程增益小，输出功率低。这种方法要求腔长必须保持在 0.15 ~ 0.20 m。另一种方法是采用选模技术，如在谐振腔内放置 F-P 标准具以实现单纵模振荡。

He-Ne 激光器在使用或存放一段时间后，输出功率会逐渐降低，以致最后没有激光输出。一般规定输出功率下降到最高功率的 1/e 的工作时间为器件寿命。放电管漫漏气、管内元件释放杂质气体、阴极溅射、谐振腔反射镜污染等因素都会影响 He-Ne 激光器的寿命。一般 He-Ne 激光器的寿命为几千到几万小时，最高可达 10 万小时。

（2）铜蒸气激光器

铜蒸气激光器属于金属原子蒸气激光器。铜蒸气激光器的工作物质是铜蒸气。激光器以脉冲方式工作，两条主要的工作谱线是波长 510.5 nm 的绿光和 578.2 nm 的黄光，典型脉冲宽度 10 ~ 50 ns，重复频率可达 100 kHz。因为脉冲的工作方式，在光动力领域用途不太广泛。

（3）红宝石激光器

红宝石激光器是最早研制成功的激光器，其工作物质是红宝石晶体。红宝石是在基质晶体 a-Al$_2$O$_3$ 中掺入适当的 Cr$_2$O$_3$（质量比约为 0.05%）制成。红宝石激光器波长为 694.3 nm，主要是脉冲输出方式。Q 开关运转时，单一巨脉冲输出功率大致为 10 ~ 50 mW，脉冲宽度 10 ~ 20 ns；以锁模方式运转时，可获得峰值功率几个吉瓦，脉冲宽度 10 ps 左右的输出。红宝石激光器也能以连续方式运转，此时光泵采用高压汞灯。虽然它的波长在光敏剂激发范围内，但在光动力治疗中用的不多。

（4）掺钕钇铝石榴石激光器

掺钕钇铝石（Nd^{3+}：YAG）激光器是目前应用最广泛的固体激光器，在医学上常用作手术刀，即激光"刀"，切割血管丰富的组织，大大减少失血。Nd^{3+}：YAG 激光器的输出波长 1.06 μm，正好处在各类导光纤维的最佳透过率范围，我国已利用多阶石英光纤传输激光进行内腔止血和肿瘤治疗。Nd^{3+}：YAG 激光器属四能级系统，量子效率较高，振荡阈值比红宝石激光器低得多，又由于 Nd^{3+}：YAG 晶体具有优良的热学性能，因此 Nd^{3+}：YAG 激光器既可以单脉冲运转，也可以高重复率或连续运转。对 Nd^{3+}：YAG 激光器进行倍频，可获得 532 nm 的绿光，适合卟啉类光敏剂的激发，激发效率高于红光，主要用于鲜红斑痣等表浅病变的光动力治疗。

（5）半导体激光器

半导体激光器是光动力治疗中应用最广的一类激光器。

最早研制成功的半导体激光器是 GaAs 激光器，输出波长为 850 nm，该波长处于光纤的第一窗口区（低吸收区）。在激光医学上，这种激光器被用于制作激光手术刀。光纤的第二、第三窗口区（分别在 1.32 μm 和 1.22 μm 处）对于光纤通信来说非常重要，为此人们开发了 InGaAsP、InP 等合金材料。最近研制成功的一种近红外半导体激光器——输出波长为 980 nm 的 InGaAs 激光器（应变量子阱结构），由于气化切割和凝血效率均优于 GaAs 激光器，因而迅速成为半导体激光手术刀的主流。在可见光谱区，已研制成功用于制造半导体激光器的典型材料有 AlGaAs、InGaAsP 等，其输出波长位于红光和近红外区。输出中红外波长的半导体材料主要是铅盐类，如 PbTe、PbSe、PbS 等。表 15 列举了常用的半导体材料及其输出激光波长范围。

表 15　常用半导体材料及相应波长范围

半导体材料	波长范围（μm）
InGaAsP/AlGaAs（掺杂）	0.65 ~ 0.69
AlGaAs	0.76 ~ 0.82
InGaAs	0.97 ~ 1.10
InGaAsP	1.1 ~ 1.8
AlGaAsSb/PbCdS	2.0 ~ 4.5
PbTeSe	3 ~ 30

（三）LED 光源

1. LED 的发光原理

LED（light emitting diode）光源为发光二极管光源。可见光 LED 的商用始于 20 世纪 60 年代。随着高亮度 LED、蓝光及白光 LED 的出现，LED 的应用迅速推广到更为广泛的领域。LED 的应用原理是能量之间的互换，本质上是把电能转换成光能。它的基本结构是一块电致发光的半导体材料，核心部分是由 P 型半导体和 N 型半导体组成的晶片。P 型和 N 型半导体间为 PN 结，注入的少数载流子与多数载流子复合时会把多余的能量以光的形式释放出来，从而把电能直接转换为光能。

2. LED 在医学上的应用

随着 LED 在发光强度、峰值波长、半波带宽等参数性能上的提升，加上其工作电压低、功耗低、寿命长、色彩纯正及对环境污染少等优点，在医学上的用途正在迅速扩展。目前 LED 在医学中的应用主要有三个方面：医用照明、医学诊断和医学治疗。在医用照明领域，LED 手术无影灯、LED 眼科照明灯及其他各种医疗设备方面均有 LED 的应用。在医学诊断领域，已有便携简易的胃镜胶囊用于消化道检测。在医学治疗领域，光动力疗法和光生物调节疗法正在越来越多的以 LED 替代激光器。

3. LED 在光动力疗法上的应用

目前，LED 所能覆盖的波长从紫外到红外，典型的波长有 365 nm、380 nm、410 nm、460 nm、500 nm、520 nm、560 nm、590 nm、610 nm、630 nm、650 nm、670 nm、730 nm、800 nm、880 nm 等，几乎满足所有光敏剂激发所需的波长。已有研究报道对比了 LED 和激光对光动力治疗效应的影响，结果表明两者几乎无区别，LED 可达到与激光相似的激发光敏剂的效应，表明 LED 在光动力疗法的应用具有很大的前景。特别是 LED 体积小、工作电压低，使其具备了小型化、植入式及可穿戴等小型装置的可能，光动力治疗的操作方式将更加多样化。

（四）其他光源设备

最早的 PDT 光源是白光（灯泡、汞灯、氙灯等）加滤光器，由于它有明显的人心效应和计算光剂量的困难而被淘汰。这些非干扰光源的吸引力在于其简单、易使用和便宜。

二、导光系统

导光系统又称为光传输系统。其定义为：在光源与靶组织之间对光进行受控传输的系统。导光系统已经成为现代激光医疗系统中不可或缺的一部分。有些时候，激光治疗能否进行或进行得好坏，起决定作用的不再是激光器的选择，而是是否有符合要求的导光系统。

（一）基本原理

导光系统从结构上通常可以划分为输入端、导光部分和输出端三段。输入端的作用把激光器输出的激光束耦合进导光部分以供传输；导光部分的作用是把激光以最小的损耗引导到输出端，传输过程中要尽可能保持光束原有质量；输出端安装的光学元件（靶标光学元件）可以根据需要变换激光束，以满足治疗的需要。最早出现的激光导光系统是导光关节臂，即关节导光系统，是 20 世纪 60 年代末应 CO_2 激光手术的需要而发展起来的。光纤虽然在医疗器械中的应用很早（1960 年即用于图像传感），但几年之后才作为传输系统传输激光能量以供治疗，首先应用的是石英光纤，可以传输 300 ~ 2500 nm 的激光。随着纤维光学技术的飞速发展，人们开发出了许多新型光纤和光波导，传输激光波长短到 200 nm 以下的远紫外光，长到十几微米的远红外光。

（二）光纤

一种能够传输光频电磁波的介质波导，其传光机理是光的全反射原理。光纤的典型结构包括纤芯、包层和护套三部分。纤芯和包层构成传光的波导结构，护套只起保护作用。光纤的种类很多，按材料可分为玻璃光纤、塑料光纤和液芯光纤；按折射率分布可分为阶跃光纤和变折射率光纤；按使用波段可分为可见光光纤、紫外光纤和红外光纤；按所传输模的数目可分为单模光纤和多模光纤。

光在光纤中传输会发生损耗，光纤损耗有下列两种主要根源：吸收损耗和散射损耗。①吸收损耗，是由于光纤材料和其中的有害杂质对光能吸收引起的，它们把光能以热能形式消耗于光纤中。材料吸收损耗是一种固有损耗，不可避免。我们只能选择固有损耗较小的材料来做光纤。石英在红外波段内吸收较小，是优良的光纤材料。②散射损耗，由于光纤制作工艺上的不完善，如有微气泡、内应力或折射率分布不均匀，则光在这些地方会发生散射，使光纤损耗增大。

（三）光纤传输系统分为 3 部分

（1）输入端光学元件——耦合器

光纤传输系统的第一部分是对激光束进行调节变换，以便于传输。对于光纤波导，必须根据其直径的大小，将光束聚焦到几百微米大小的范围内。聚焦用的透镜材料对被传输的激光波长来说必须透明，并且与波导本身的材料具有类似的光学特性，透镜表面通常镀膜，以减少菲涅耳反射引起的光损耗。对大多数医用激光器来说，光束直径为几毫米，发散度为 5 ~ 20 mrad（1° ~ 4°），因而光斑尺寸可以很容易聚焦到 100 μm 左右并耦合到相应尺寸的波导中。光纤耦合的好坏直接影响到输出光束质量。当达到最佳耦合状态时，输出光束的光强分布由中心向边缘逐渐减小，大致呈高斯分布；当耦合状态比较差时，其输出光束强度中心低边缘高，甚至全部集中在边缘位置，呈环状分布。

（2）导光部分——光纤

激光传输材料及其结构的选择主要取决于激光波长。多数激光的输出波长在 300 ~ 2500 nm，这一波段的激光通常用石英光纤进行传导。除此范围之外，还有红外区（IR）的 Er^{3+}：YAG（2.94 μm）、CO（5 ~ 6 μm）和 CO_2（10.6 μm）激光，紫外区（UV）的 ArF（193 nm）和 KrF（248 nm）准分子激光。对于长波激光，光纤芯材通常为卤化银或蓝宝石。空心波导也可以用来传导红外激光。对于波长小于 200 nm 的紫外激光，目前还没有合适的波导材料。

石英光纤在可见光波段高度透明，吸收损耗只有每米 0.1%。石英光纤的光吸收性能主要取决于光纤中 OH^- 的浓度。低 OH^- 浓度的石英光纤对近红外光有良好的透过能力（波长上限为 2400 nm）。为了提高光纤的机械性能，通常在石英或硬质塑料包层外面加上软包层。

（3）靶标光学元件——光纤末端的光学设计

光束离开光纤后的辐照度分布因光纤末端形状的不同而不同，这种形状的改变并不改变光纤材料本身，只不过有时要附加蓝宝石、金属等其他材料。球形或锥形结构常用于提高光纤输出功率密度。为使激光能够在含水丰富的环境中照常使用，通常要在光纤末端加盖透光隔离罩。利用光纤内部的全反射，或在光纤末端安装反射器，可以使输出光束方向改变 90°（垂直于光纤）。在光纤末端连接上由高散射材料制成的小球，就可以使光照在各个方向上均匀分布。如果把一个金属帽套在光纤末端，则可以把全部的光能转化成热能。如果用截面积相同的一束细光纤代替单根光纤，就可以提高传输系统的柔韧性。根据需要，光纤束中的光纤可以呈环状或条形分布；激光能量也可以有选择性地经某一根或一部分光纤进行传输。这种光纤束还可以反馈传输前方组织的荧光辐射，用于疾病诊断。

对于光动力治疗和弱激光理疗等临床操作，被照射部位的光辐照量要求尽可能分布均匀。但被照射组织或器官的形状往往很特殊或不规则，这种情况下，光纤末端的上述简单改进往往满足不了需要，因而需要采取其他技术方法。

对导管状组织或器官（如气管或血管）进行内部照射时，光辐射能量最好是呈均匀的圆柱状辐射分布。为此，可以将光纤输出端和圆柱形的均匀散射体耦合在一起，或者直接将裸光纤插入到圆柱形散射体中。在某些情况下，如当被照射管道非常细时，还可以直接把光纤除去包层，然后对纤芯外表面进行磨砂处理。

对形状极不规则的腔体（如气管分叉部位、子宫等）进行内照射时，可以根据腔体的形状制作合适的散射体，散射体的外壁为弹性材料，内部的散射液体可以用一根细导管导入或导出。还有一种方法是选择具有高反射和散射特性的弹性材料，根据需要制作成特定形状的空腔体并与光纤输出端耦合在一起。光纤输出激光在其内表面经历很多次的反射和散射，从而整个腔体外部空间的辐照度近似均匀分布。腔体的大小可以通过充气或放气进行调节其外形可以根据被照射腔体的形状随意调节。

（四）导光关节臂

关节导光系统是根据光的直线传播定律和反射定律制成的导光系统，通常分为输入端、导光关节臂和输出端三部分。输入端的结构比较简单，只要保证激光束沿轴线方向进入关节臂就可以。导光部分——导光关节臂由一系列的刚性空心管和反光镜相互连结而成，激光在空心管内沿直线传播，在关节部位被反光镜反射，其方向发生 90° 改变。反光镜一般是平面镜或全反射棱镜，其材料的选择必须与所传输的激光波长相匹配。每一关节导光系统一般至少包含 6～8 个活动关节，可以保证光束指向任何方向。关节导光系统的输出端通常配有将光束聚焦到靶标组织的光学系统，其光学元件也必须与激光波长相匹配。

关节导光系统的特点是，在调节良好的情况下，激光在关节臂内只发生镜面反射并沿轴线方向传播，因而光束可以保持原有的光学特性，包括时间相干性、空间相干性及光斑形状。关节导光系统的最大缺点就是柔韧性差，因而不能用于需要高度灵活性的内窥传输操作。虽然如此，但对于某些激光输出，由于受波长或峰值功率的限制（如调 Q 激光系统输出的高峰值功率激光脉冲）而不能用光纤或波导传输时，关节导光系统仍然是最基本的传输手段。

三、安全事项

（一）剂量安全

PDT 面临的最主要的临床问题之一就是光照射剂量的控制。也就是要根据肿瘤及其周围组织的光学性质和形状，优化选择照射源的几何形状和辐射强度，使治疗组织体积内获得最合理的光能量分布，以避免治疗剂量不足造成的治疗后肿瘤再生长，或剂量过量造成的正常组织热损伤。

光动力疗法的本质是光化学反应，光敏剂受光激发产生能量转移和电子传递，与周围的氧分子或其他底物发生化学反应。所以光动力疗法的光剂量不宜过大，以单独照射不引起不可逆损伤为标准。一般情况下，功率不超过 1 W，但也要考虑光斑面积，功率密度在 50 ~ 300 mW/cm^2。

（二）器件安全

器件安全主要是指与人体直接接触的光纤。由于光纤易脆、易断及不能对折等特点，在进行光纤操作时要注意以下几点。

（1）光纤不易直接接触组织，不管光纤是表面照射还是与内窥镜配合使用进行管腔内照射，都要注意不要将光纤直接与组织接触。光纤与组织直接接触会产生以下隐患：①造成组织损伤，因为光纤较为坚硬且尖锐，光纤与组织直接接触易造成组织损伤；②造成光纤断裂，光纤脆弱，碰到较硬的组织或用力过度，会造成光纤断裂，致使治疗中断。最危险的是光纤断头掉入组织中，未及时取出，造成后续医疗事故；③造成光纤烧蚀，因为组织和空气的热传导性能不同，当光纤端口被组织或组织液包裹时，容易产生过热，"烧糊"光纤外包层。

（2）光纤不能对折，光在光纤中传播的原理在上节中提到，是光的全反射传播，这是需要保持光路的相对稳定。所以光纤虽然可以360°弯曲，但是不能对折或折叠，这会造成光的泄露，增加光纤损耗，导致治疗剂量的不准确。

（李迎新　阴慧娟）

参考文献

1. SHI X F, JIN W D, GAO H, et al. A suppository kit for metronomic photodynamic therapy: the elimination of rectal cancer in situ. J Photochem Photobiol B, 2018, 181: 143-149.

2. YIN H, SHI X, WANG H, et al. Photodynamic therapy targeting VCAM-1-expressing human umbilical vein endothelial cells using a PpⅨ-VCAM-1 binding peptide-quantum dot conjugate. RSC Adv, 2017, 7（80）: 50562-50570.

3. YIN H, YE X, LI Y, et al. Evaluation of the effects of systemic photodynamic therapy in a rat model of acute myeloid leukemia. J Photochem Photobiol B, 2015, 153: 13-19.

4. YIN H, LI Y, ZHENG Y, et al. Photoinactivation of cell-free human immunodeficiency virus by hematoporphyrin monomethyl ether. Lasers Med Sci, 2012, 27（5）: 943-950.

5. ZHENG L, LI Y, CUI Y, et al. Generation of an effective anti-lung cancer vaccine by DTPP-mediated photodynamic therapy and mechanistic studies. Lasers Med Sci, 2013, 28（5）: 1383-1392.

6. RAILKAR R, AGARWAL P K. Photodynamic therapy in the treatment of bladder cancer: past challenges and current innovations. Eur Urol

Focus，2018，4（4）：509-511.

7. SORBELLINI E，RUCCO M，RINALDI F. Photodynamic and photobiological effects of light-emitting diode（LED）therapy in dermatological disease：an update. Lasers Med Sci，2018，33（7）：1431-1439.

8. GAO C，DONG P，LIN Z，et al. Near-infrared light responsive imaging-guided photothermal and photodynamic synergistic therapy nanoplatform based on carbon nanohorns for efficient cancer treatment. Chemistry，2018，24（49）：12827-12837.

9. O'MAHONEY PAUL，NEIL H，KENNY W，et al. A novel light source with tuneable uniformity of light distribution for artificial daylight photodynamic therapy. Photodiagnosis Photodyn Ther，2018，23：144-150.

10. MARRA K，LAROCHELLE E P，CHAPMAN M S，et al. Comparison of blue and white lamp light with sunlight for daylight-mediated，5-ALA Photodynamic therapy，in vivo. Photochem Photobiol，2018，94（5）：1049-1057.

11. CHEN L，LIU L，WANG R，et al. Light-triggered release of drug conjugates for an efficient combination of chemotherapy and photodynamic therapy. Biomater Sci，2018，6（5）：997-1001.

12. MANLEY M，COLLINS P，GRAY L，et al. Quantifying the radiant exposure and effective dose in patients treated for actinic keratoses with topical photodynamic therapy using daylight and LED white light. Phys Med Biol，2018，63（3）：035013.

13. JAMALI Z，HEJAZI S M，EBRAHIMI S M，et al. Effects of LED-based photodynamic therapy using red and blue lights，with natural hydrophobic photosensitizers on human glioma cell line. Photodiagnosis Photodyn Ther，2018，21：50-54.

14. DE SOUZA A L R，LAROCHELLE E，MARRA K，et al. Assessing daylight & low-dose rate photodynamic therapy efficacy，using biomarkers of photophysical，biochemical and biological damage metrics in situ. Photodiagnosis Photodyn Ther，2017，20：227-233.

15. HODGKINSON N，KRUGER C A，ABRAHAMSE H. Targeted

photodynamic therapy as potential treatment modality for the eradication of colon cancer and colon cancer stem cells. Tumour Biol, 2017, 39（10）: 1010428317734691.

16. FENG L, HE F, DAI Y, et al. A versatile near infrared light triggered dual-photosensitizer for synchronous bioimaging and photodynamic therapy. ACS Appl Mater Interfaces, 2017, 9（15）: 12993-13008.

17. TOMÁS-VELÁZQUEZ A, REDONDO P. Switching from conventional photodynamic therapy to daylight photodynamic therapy for actinic keratoses: systematic reviewand meta-analysis. Actas Dermosifiliogr, 2017, 108（4）: 282-292.

18. MALLIDI S, ANBIL S, BULIN A L, et al. Beyond the barriers of light penetration: strategies, perspectives and possibilities for photodynamic therapy. Theranostics, 2016, 6（13）: 2458-2487.

19. REEßING F, SZYMANSKI W. Beyond photodynamic therapy: light-activated cancer chemotherapy. Curr Med Chem, 2017, 24（42）: 4905-4950.

20. SCHERER K M, BISBY R H, BOTCHWAY S W, et al. New approaches to photodynamic therapy from types Ⅰ, Ⅱ and Ⅲ to type Ⅳ using one or more photons. Anticancer Agents Med Chem, 2017, 17（2）: 171-189.

21. LERCHE C M, HEERFORDT I M, HEYDENREICH J, et al. Alternatives to outdoor daylight illumination for photodynamic therapy-use of greenhouses and artificial light sources. Int J Mol Sci, 2016, 17（3）: 309.

22. FITZMAURICE S, EISEN D B. Daylight photodynamic therapy: what is known and what is yet to be determined. Dermatol Surg, 2016, 42（3）: 286-295.

23. O'Gorman S M, Clowry J, Manley M, et al. Artificial white light vs daylight photodynamic therapy for actinic keratoses: a randomized clinical trial. JAMA Dermatol, 2016, 152（6）: 638-644.

24. BARAN T M, MIRONOV O, SHARMA A K, et al. Indwelling stent embedded with light-emitting diodes for photodynamic therapy of malignant biliary obstruction. Cardiovasc Intervent Radiol, 2016, 39（6）: 916-919.

25. KESSEL D. More adventures in photodynamic therapy. Int J Mol Sci，2015，16（7）：15188-15193.

26. SALAS-GARCÍA T，LÓPEZ-GÓMEZ A，DORADO-FERNÁNDEZ M，et al. Daylight photodynamic therapy. Actas Dermosifiliogr，2015，106（8）：672-673.

27. DONG Y，ZHOU G，CHEN J，et al. A new LED device used for photodynamic therapy in treatment of moderate to severe acne vulgaris. Photodiagnosis Photodyn Ther，2016，13：188-195.

28. ZHANG F J，HU X M，ZHOU Y，et al. Optimization of irradiance for photodynamic therapy of port-wine stain. J Biomed Opt，2015，20（4）：048004.

29. MALLIDI S，MAI Z，RIZVI I，et al. In vivo evaluation of battery-operated light-emitting diode-based photodynamic therapy efficacy using tumor volume and biomarker expression as endpoints. J Biomed Opt，2015，20（4）：048003.

30. MORDON S，COCHRANE C，TYLCZ J B，et al. Light emitting fabric technologies for photodynamic therapy. Photodiagnosis Photodyn Ther，2015，12（1）：1-8.

31. HU X M，ZHANG F J，DONG F，et al. Three-dimensional illumination procedure for photodynamic therapy of dermatology. J Biomed Opt，2014，19（9）：98003.

32. RKEIN A M，OZOG D M. Photodynamic therapy，Dermatol Clin，2014，32（3）：415-425.

第四章　操作规范

第一节　中央气道肿瘤光动力治疗操作技术规范

一、适应证

1.早期病变的治疗：此类患者经过光动力治疗后，有望达到根治目的。

（1）早期中央型肺癌。

（2）原发性气管恶性肿瘤。

需满足如下条件：需经过 CT、超声支气管镜（endobronchial ultrasound，EBUS）或光学相干断层成像技术（optical coherence tomography，OCT）、窄波光支气管镜（narrow-band imaging，NBI）或是荧光支气管镜（autofluorescence bronchoscopy，AFB）检查确认。

病理证实为恶性肿瘤，且病变累及黏膜、黏膜下层，未累及软骨，病变厚度＜1 cm，无淋巴结及远处转移，患者无法耐受手术或不接受手术治疗。

2. 姑息性治疗

（1）原发或转移性气管恶性肿瘤，管腔堵塞＜50%。

（2）原发或转移性支气管恶性肿瘤。

（3）多源发中央型肺癌。

（4）肺癌手术后残端局部复发。

（5）中央型肺癌放疗后局部复发。

需满足如下条件：肿瘤呈管内型或是管内＋管壁型，以管外型为主的混合性病变不建议行腔道 PDT。

二、禁忌证

1. 血卟啉症及其他因光而恶化的疾病。

2. 已知对卟啉类或对任何赋形剂过敏者。

3. 现在正在用光敏剂进行治疗。

4. 计划在 30 d 内行外科手术治疗者。

5. 存在眼科疾病需在 30 d 内需要灯光检查者。

6. 严重的心肺功能不全、肝肾功能不全，不能耐受支气管镜下治疗。

7. 明显的凝血功能障碍。

8. 肿瘤已侵犯大血管、气管食管肿瘤贯通性浸润。

9. 食管气管瘘、气管纵隔瘘、支气管胸膜瘘、支气管管壁结构被破坏。

10. 气管肿瘤致管腔重度狭窄者（＞75%），严禁直接行光动力治疗。

11. 孕妇慎用：Photofrin® 被认为是妊娠风险 C 级（毒性，无致畸）的药物，具有非透析性。

三、术前准备

1. 术前检查

（1）实验室检查：血常规检查、肝肾功能检查、凝血功能检查、乙肝五项检查、抗 HCV 检查、性病组合检查。

（2）肺功能检查、心电图检查、UCG 检查。

（3）胸部 CT 平扫＋增强＋气管树的三维重建：明确管壁厚度、是否浸透全层、与邻近器官有无浸润、与邻近血管有无浸润、有无邻近淋巴结转移。

（4）气管镜检查：观察病变的部位、个数、厚度，管腔堵塞程度。如有条件建议同时行超声支气管镜、荧光支气管镜检查，明确病变的范围及厚度。

2. 知情同意及告知：告知患者及其家属 PDT 治疗的过程、术中及术后的风险及并发症、预后及随访情况。告知该项治疗的优缺点及其他可选择的治疗方案，取得患者及其家属的同意。

3. 病房要求：病房内避免太阳光直射入内，采用小功率乳白色灯光照明或使用台灯。

4. 患者注射光敏剂后需待在房内，医师应密切注意观察病情变化。

四、PDT 治疗设备、光敏剂和光纤

1. 设备：630 nm 或 650 nm 光动力治疗仪，发射功率 0.1 ～ 2.0 W。

2. 光敏剂：第一代光敏剂喜泊分®，剂量：2 ～ 3 mg/kg，皮试阴性者方可使用。

3. 光纤：柱状光纤。

五、操作过程及技巧

1. 进行气管镜下光动力治疗的步骤

首先，根据病情轻重，选择局麻或全麻下进行支气管镜检查。单纯行光动力治疗可用可弯曲支气管镜，如需削瘤，则需行气管插管或硬质镜下操作。术中评估需治疗的肿瘤长度、确定照射范围，并制订相应的治疗计划。

再次，静脉注射喜泊分®40～72 h后（肿瘤组织与周围正常组织中药物浓度差最佳时）可使用点光谱学进行血药浓度水平检测，也可直接进行光纤照射。应用波长为630 nm、能量密度为150～200 J/cm²的光纤照射可缓解支气管肺癌的梗阻症状，并对支气管黏膜病变进行治疗。此后第2、第3天再连续照射二次，光动力照射前，需先清理治疗部位表面的坏死物。切忌过度清理，避免出血。如果出血量较多，则说明清理范围大大超出光动力治疗的深度，需立即停止。根据残存病变的情况决定是否行第三次照射，如在注射药物后的96～120 h重复照射，则无须再注射喜泊分®。实际上多数患者在院期间会接受至少二次照射，少数患者接受三次照射。在光动力照射1周后需再次清理治疗部位表面的坏死物，避免管腔堵塞。对于气管及主支气管处病变建议先将大块的肿瘤削除，针对肿瘤的残根进行光动力治疗，可获得更优的疗效。如无条件进行削瘤处理，亦可将光纤直接插入瘤体内照射，参考表面照射的剂量。

2. 操作技巧

在气管镜引导下将柱状光纤送入需要照射的病变区。当肿瘤相对平整时可将光纤放置于肿瘤的一侧，对于瘤体巨大及腔内型的肿瘤可将光纤插入瘤体内。柱状光纤通常用于中央型气道梗阻的患者，一般根据所需治疗肿瘤的长度选择不同治疗长度的光纤。将光纤恰当的分布，避免过多照射非肿瘤组织，同时避免肿瘤组织重复照射。因此，在光动力照射前，需要在气管镜下评估肿瘤的长度，选择合适长度的光纤对肿瘤进行照射是尤为重要的。在肺和肿瘤组织中，630 nm 波长的光线穿透深度 5 ~ 10 mm，主要取决于功率密度和光纤长度。目前常用的光源为半导体激光器，它所发射的激光，是一种非热能的激光，不会引起气道内着火。喜泊分® 的光活化作用主要通过总的照射剂量所控制。在支气管肿瘤治疗时，能量密度为 150 ~ 200 J/cm²，设定好总功率后进行相应的照射。

3. 避光宣教

着重对患者进行避光宣教，告知其避光的时间及程度。给药第 1 周时患者的皮肤和眼睛对光线十分敏感，此时需严格避光，避免直接暴露在阳光下的一切可能。室内可使用一个 60 W 以下的黄炽灯泡的台灯，可以观看电视，安全距离至少 2 m 以上。最好不要使用电脑或手机。第 2 周起逐渐接触光线，可提高室内亮度，将窗帘逐步拉开，可开启日光灯。

第 3 ~ 第 4 周患者皮肤对光线还有一定的敏感性，需避免强烈阳光直射和室内强光照明。患者可以在夜晚外出活动。如必须白天去户外，建议其阴天出行，或避开 10：00 ~ 14：00 光线最强时段。患者需戴上墨镜（< 4% 透光率）、手套、宽边帽、穿长袖衬衫、长裤、袜子。此期间建议患者要避免明亮的光线，如阅读灯的照射；尽管普通室内光线不是有害的，但天窗直接照射的光线也应该避免，需要挂窗帘或躲避在阴影内。

30 d 后，建议患者进行光敏感试验，把他们的手放在一个有直径 2 cm 的洞的纸袋内，暴露在阳光下照射 10 min；如果在 24 h 内出现肿胀、发红或水泡，则患者应继续避光直到 2 周之后，再进行重新测试；如果在 24 h 内没有任何反应发生，患者可逐渐恢复接触阳光。可尝试第 1 天暴露于光照下 15 min，如没问题，可逐步增加暴露时间。初期建议避开阳光最强时段（10：00 ~ 14：00）。至少 3 个月不要进行日光浴或使用太阳灯或日光浴床。还需避免眼部检查。

4. 医务人员在操作过程中需佩戴防护眼镜

防护眼镜参数要求。

（1）激光防护眼镜上应标明防护的波长范围和光密度，防护波长为 600 ~ 760 nm，光密度为 4。

（2）防护镜对激光输出波长的光密度 ≥ 4。

（3）可见光透射比 ≥ 30%。

六、疗效评价

呼吸道肿瘤光动力治疗疗效评价标准（2019 版）

目前肿瘤光动力治疗在临床应用越来越广泛，而呼吸道肿瘤光动力治疗疗效评价标准依然沿用的 1984 年北京光动力治疗会议的旧标准，很难满足临床需要。该评价标准适用于实体瘤，对于呼吸道腔道病变存在一些问题。而消化道肿瘤于 2014 年修订了评价标准。此次共识中我们也邀请了国内专家们在详细研究国内外光动力治疗疗效评价标准和实体瘤评价标准（Response Evaluation Criteria in Solid Tumor，RECIST）的基础上，达成如下共识。

1. 近期疗效（PDT 治疗后 1 个月）

CR：支气管腔内癌变完全消除，黏膜活检病理未见肿瘤细胞。

部分缓解（partial response，PR）：支气管腔内癌变的长

度 × 厚度的乘积较治疗前缩小 ≥ 30%，黏膜活检病理仍有肿瘤细胞。

疾病稳定（stable disease，SD）：既没缓解，也没进展，黏膜活检病理仍有肿瘤细胞。

疾病进展（progresive disease，PD）：癌变范围超过原病灶区，活检有肿瘤细胞。

2. 远期疗效

（1）总生存期（overall survival，OS）：从治疗开始到因任何原因引起死亡的时间。

（2）无进展生存时间（progress-free survival，PFS）：从治疗开始到肿瘤进展或死亡的时间。

治疗前后应定期评估，每次评估都需要行胸部 CT 平扫＋增强、支气管镜检查、取组织活检作为客观评价依据。

七、并发症及其处理

1. 常见并发症

（1）光敏反应：发生率 5% ~ 28%。临床表现主要为皮肤过度晒伤样改变，如充血、红肿、辣痛，少数出现皮疹，多为红斑、丘疹，伴瘙痒或灼痛，重者可能出现脱皮、水疱。后期可能出现色素沉着。对患者进行避光教育是整个治疗的一部分，告知患者使用保护性的服装及注意事项是十分重要的。一旦发生，在皮肤最初出现麻刺感或红斑时，应立即躲避阳光，用冷水湿敷发热红肿的部位，此后需避免阳光直射 2 周。对于出现皮疹者，可口服抗过敏药物，局部涂抹含激素类的药膏。对于明显肿胀、出现水疱者，为严重的光毒性反应，需静脉使用激素类药物、口服抗过敏药，避免接触阳光。

（2）咳嗽发生率15%～34%。以刺激性咳嗽为主，常伴有咳痰费力，为少量白色黏痰进行照射后可以常规给予口服止咳祛痰药物，如氨溴索、乙酰半胱氨酸等，对于咳嗽较剧的患者，给予中枢镇咳药物，如阿桔片、磷酸可待因片口服，辅以中药止咳化痰药物：苏黄止咳胶囊、十味龙胆花胶囊等。夜间因咳嗽不能入睡者，可根据病情加用镇静药物。

（3）呼吸困难发生率18%～32%。主要表现为胸闷、活动后气短。常为照射后坏死物形成堵塞管腔，形成全肺不张时，患者可出现胸痛。一旦发生及时行气管镜下治疗，清理坏死物，维持管腔通畅。

（4）发热，一般体温在37～38 ℃。可能为肿瘤坏死的吸收热或是肿瘤照射后形成坏死物堵塞管腔导致阻塞性肺炎所致。可对症退热、抗感染等治疗，必要时行气管镜下清理坏死物。

（5）咯血以血丝痰为主，可能是在清理坏死物时损伤正常组织，或对于结构较为松散的肿瘤组织照射后组织坏死脱落，肿瘤创面过大，渗血所致。可对症给予止血药物或是气管镜下氩气刀烧灼止血。

常见并发症相对比较轻微，患者能耐受，对症处理后症状很快可以消失。

2.严重并发症

（1）急性黏膜水肿，光照后炎性因子释放，引起血管收缩、血细胞滞留凝集、血流停滞造成组织水肿。临床表现为突发呼吸困难，口唇发绀，喉鸣，大汗，不能平卧，血氧饱和度进行性下降。心率增快，血压升高。严重时可出现窒息死亡。多发生在位于中央气道Ⅰ区邻近声门处的病变，由光照后声门水肿所致。对于此类患者术后连用3 d激素，如甲泼尼龙40 mg iv qd。术后气切包备于床旁。一旦出现呼吸困难、血氧饱和度进行性下降，立即在气管镜引导下行气管插管，插管困难时立即行气管切开。

（2）穿孔：当气管支气管、食管、胃肠道等空腔脏器的恶性肿瘤进行 PDT 时，如肿瘤侵及空腔脏器管壁的全层时，照射后肿瘤组织坏死形成，随着坏死物的脱落，较易形成穿孔。当病变累及邻近脏器（如食道）则出现食管气管／支气管瘘。常表现为咳嗽、咳痰突然加重，痰中带血量明显增多，伴有进食饮水呛咳时，需高度怀疑穿孔的可能。尽快行胸部 CT、上消化道造影及气管镜检查明确。一旦明确有食管气管瘘，可考虑放置气管覆膜支架封堵瘘口。在瘘口未封堵成功前禁止经口进食水，需放置肠内营养管或是空肠造瘘，营养支持治疗。

（3）瘢痕狭窄：PDT 治疗后肿瘤组织坏死脱落，局部黏膜纤维化形成瘢痕，瘢痕组织收缩导致管腔狭窄。临床表现：早期可无症状，后期随着管腔狭窄的加重，逐步出现咳嗽，咳痰费力，活动后气短。进行性加重。行气管镜检查可见 PDT 治疗后中心气道内的肿瘤消失，局部黏膜形成瘢痕，管腔狭窄。因肿瘤组织已消失，此为良性病变，可选用球囊扩张、气管内支架置入等治疗，维持管腔通畅，

（4）致死性大咯血，考虑原因：肿瘤侵及邻近大血管，当肿瘤组织经 PDT 后出现坏死，随着坏死组织脱落，形成支气管动脉瘘，导致致命性大咯血的发生。一旦出现应立即行气管插管，并建立静脉通路、患侧卧位，给予药物止血、气管镜下球囊压迫止血、支气管动脉栓塞止血等治疗，必要时可行外科干预。

（王洪武　邹　珩）

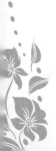

参考文献

1. JOANNA D，URSZULA W，MAŃCZUK MARTA，et al. Lung cancer epidemiology：contemporary and future challenges worldwide. Ann Transl Med，2016，4（8）：150.

2. MASAKAZU K，KUNIHARU M，MASAKAZU K，et al. Photodynamic therapy（PDT）with chemotherapy for advanced lung cancer with airway stenosis. Int J Mol Sci，2015，16（10）：25466-25475.

3. SIMONE C B，FRIEDBERG J S，GLATSTEIN E，et al. Photodynamic therapy for the treatment of non-small cell lung cancer. J Thorac Dis，2012，4（1）：63-75.

4. BAZAK R，HOURI M，E L ACHY S，et al. Cancer active targeting by nanoparticles：a comprehensive review of literature. J Cancer Res Clin Oncol，2015，141（5）：769-784.

5. SADANALA K C，CHATURVEDI P K，SEO Y M，et al. Sono-photodynamic combination therapy：A review on sensitizers. Anticancer Res，2014，34（9）：4657-4664.

6. MANOTO S L，HOURELD N N，ABRAHAMSE H. Resistance of lung cancer cells grown as multicellular tumour spheroids to zinc sulfophthalocyanine photosensitization. Int J Mol Sci，2015，16（5）：10185-10200.

7. ONISZCZUK A，WOJTUNIK-KULESZA K A，ONISZCZUK T，et al. The potential of photodynamic therapy（PDT）-experimental investigations and clinical use. Biomed Pharmacother，2016，83：912-929.

8. SHAFIRSTEIN G，BATTOO A，HARRIS K，et al. Photodynamic therapy of non-small cell lung cancer narrative review and future directions. Focused Reviews，2016，13（2）：265-275.

9. 丁晓倩，林存智，邵明菊，等. 光动力治疗晚期气管内肺癌4例临床疗效分析. 临床肺科杂志，2017，22（6）：1147-1148.

10. 邹盛昌，李强. 光动力疗法在肺癌治疗中的应用. 中华医学杂志，2012，（40）：2875-2877.

11. 李黎波，李文敏，项蕾红，等. 光动力疗法在中国的应用与临床研究. 中国激光医学杂志，2012（5）：278-307.

12. KAO H W，LIN Y Y，CHEN C C，et al. Biological characterization of cetuximab-conjugated gold nanoparticles in a tumour animal model. Nanotechnology，2014，25（29）：295102.

13. SHAFIRSTEIN G，BATTOO A，HARRIS K E. Photodynamic therapy of non-small cell lung cancer narrative review and future directions. Focused Reviews，2016，13（2）：265-275.

14. CHENG H，JING Z，SHI L，et al. An O_2 selflogufficient biomimetic nanoplatform for highly specific and efficient photodynamic therapy. Advanced Functional Materials，2016，26（43）：7847-7860.

15. KIM J，SANTOS O A，PARK J H. Selective photosensitizer delivery into plasmamembrane for effective photodynamic therapy. J Control Release，2014，191：98-104.

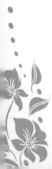

第二节 头颈部恶性肿瘤光动力治疗操作规范

一、口腔肿瘤和口腔黏膜潜在恶性疾患

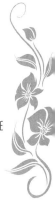

（一）适应证

1. 口腔黏膜潜在恶性疾患（oral potentially malignant disorder，OPMD）：口腔扁平苔藓（oral lichen planus，OLP）、口腔白斑病（oral leukoplakia，OLK）和口腔红斑病（oral erythroplakia，OE）。

2. 早期口腔鳞状细胞癌。

3. 晚期口腔鳞状细胞癌的姑息治疗。

（二）禁忌证

1. 妊娠期及哺乳期妇女。

2. 卟啉症患者。

3. 对卟啉、光敏剂成分及类似药物、局麻药物过敏者。

4. 对光敏感者。

5. 凝血功能障碍患者。

6. 其他严重的系统性疾病患者（如未控制的高血压、心脏病、糖尿病、严重的肝肾功能损害等）。

（三）术前准备

1. 治疗室

光动力治疗需要在暗室内进行，治疗室需建立严格的避光环境，要求在不同外界环境下，暗室光照度稳定，窗帘应采用避光性强的双层遮光布，尽量减少外界光线的干扰。

2. 仪器设备和药品

（1）光敏剂

目前文献报道的用于 OPMD 的光敏剂包括 5- 氨基乙酰丙酸（5-aminolevulinic acid，ALA）、二氢卟吩 -e6（chlorin -e6）、间 - 四羟基氯苯酚（m-tetrahydroxyphenylchlorin，m-THPC）、二甲基亚砜（dimenthyl sulfoxide，CDS）和甲苯胺蓝（methylene bule，MB），用于口腔肿瘤的光敏剂主要包括卟吩姆钠（Photofrin®）、ALA、m-THPC 和 HpD。其中 ALA 和 HpD 已获得我国国家食品和药品监督局批准上市用于光动力治疗。ALA 本身并无光敏活性，但可在体内生成原卟啉Ⅸ发挥作用。既可通过系统给药，也可通过局部给药，其分子量小，作用时间短，在体内代谢快，不产生蓄积，避光时间短，耐受性好，尤其适合于皮肤、黏膜等部位的表浅病损的治疗，是目前在口腔肿瘤和 OPMD 光动力治疗中应用最为广泛的光敏剂，最常用的工作浓度为 20%。

（2）激光治疗仪

激光治疗仪的适宜激发波长取决于所选择的光敏剂，ALA 的激发波长为 630 nm，要求激光治疗仪的输出波长为（630±5）nm，输出功率 0.1 ~ 2 W，功率可调节。

（3）光纤

光纤的选择取决于目标病损的部位，口腔大部分病损可选择微透镜光纤，某些特殊部位，如上后牙前庭沟或口底后份等不易暴露的部位可采用柱状光纤。

（4）一般器械及药品

口腔一次性检查盘、一次性漱口杯、一次性注射器、局部麻醉药、无菌棉卷及纱球、一次性吸唾器、消毒用具、护目镜、无菌隔离薄膜、0.1% 氯己定含漱液、医用棉签等。

3. 医师

医师应严格掌握光动力治疗的操作技术、适应证及禁忌证，向患者介绍可选的治疗方案及优缺点，使患者充分理解治疗目的、治疗计划、可能的结果、可能出现的不良反应及应对措施。

4. 护理人员

负责准备光动力治疗所需的仪器、药物及耗材并认真核对患者姓名、性别、年龄、诊断、拟手术部位等。

5. 患者

在充分理解治疗目的、治疗计划、可能的结果、可能出现的不良反应及应对措施的情况下，签署手术同意书。术前需完善血常规、血糖、凝血、肝肾功等血液检查。避免在空腹或劳累情况下进行治疗。

（四）操作过程及操作技巧

1. 患者进入诊疗室，在安静环境休息 5 ～ 10 min，采取坐位，测量血压和心率，建议在收缩压≤ 140 mmHg 和舒张压≤ 90 mmHg、心率≤ 100 次/分情况下进行治疗。

2. 医护人员详细记录拟治疗部位病损情况并存档。

3. 清洁口腔：0.1% 氯己定溶液含漱 1 min。

4. 配制光敏剂工作液：用注射用水溶解 ALA，配成 20% 的水溶液。

5. 涂布光敏剂：对拟治疗部位进行隔湿，使用配制好的光敏剂工作液浸湿棉片后，敷于病损表面，湿敷范围应超过拟治疗病损边缘 3 ～ 5 mm，敷药时间 2 h 左右。在局部敷药期间应保证病损部位隔湿良好。

6. 麻醉：敷药结束后，清水漱口去除未吸收的光敏剂，再次清洁口腔。麻醉前再次核对患者姓名、性别、年龄及拟治疗的病损部位和范围，进行神经阻滞麻醉或局部浸润麻醉。

7. 治疗参数设定：可根据病情选择合适的技术参数，包括照射时间、功率等，推荐照射病损区光剂量达到 100 J/cm²。

8. 眼部防护：参数设定完成后，操作者、协助者和患者均佩戴护目镜。嘱患者术中保持双眼闭合以免激光刺激眼部。

9. 激光照射：激光照射需在暗室内进行，照射时光纤尽量与病损表面垂直，光纤末端与病损表面的距离不宜过远，以免影响照射效果。激光照射推荐采用分段照射方法，以助于维持有效的组织内氧浓度。治疗期间详细记录治疗过程中的治疗参数及患者术中反应。

10. 术后处理：嘱患者保持口腔清洁，避免进食刺激性食物，避免饮酒。治疗后 48 h 内应严格防晒；若病损位于暴露部位（如唇部），48 h 后至治疗全部结束前，治疗部位也应尽量避免日晒。若出现治疗部位的水肿、疼痛、糜烂、溃疡、渗出、色素沉着等反应，可使用消毒防腐类漱口液（如 0.1% 氯己定含漱液）和糖皮质激素局部制剂。

（五）疗效评价

1. 治疗结束的时间点：治疗结束时，病损完全消失或者与上次就诊时病损面积无变化。

2. 病损面积（cm²）=a（病损最长径，cm）×b（与 a 垂直的最长径，cm）。

3. 疗效评价根据 Maloth 等报道的判定标准：计算光动力治疗前与光动力治疗结束后 4 周病损的面积，按照"（治疗前面积 – 治疗后面积）/ 治疗前面积"的公式计算病损面积缩小率，并按照下列标准对疗效进行评价。

（1）CR：临床可见病损完全消退。

（2）PR：临床可见病损面积缩小 ≥ 20%。

（3）NR：临床可见病损面积缩小 < 20%、无改变或增大。

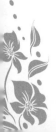

（六）并发症及其处理

1.病灶和周围组织的局部反应

（1）临床表现：疼痛、充血、水肿、糜烂、溃疡、出血等。

（2）较轻微的局部反应无须处理，可自行消退，若不适症状较重，需进行治疗：①局部使用消炎防腐药物，如0.1%氯己定含漱液，局部使用糖皮质激素制剂，如泼尼松龙注射液等湿敷；②对于疼痛较为明显的病例，可局部涂抹复方苯佐卡因凝胶；③对于充血、水肿、糜烂等较为广泛的病例,可短期(3～5 d)小剂量（15～30 mg）口服醋酸泼尼松片进行治疗。

2.光敏感

（1）临床表现：治疗部位经强烈的太阳光或室内灯光照射后，出现斑疹、丘疹、水疱、糜烂等。

（2）避免治疗部位直接暴露在强烈的太阳光或室内光线下，如需在光线强烈时外出，需佩戴防护器具，如遮阳伞、口罩等。若病损位于唇部等暴露部位，治疗后48 h内应严格防晒（48 h后光敏剂5-ALA的代谢产物原卟啉Ⅸ即可从体内清除），48 h后至光动力治疗所有疗程全部结束之前，治疗部位也应尽量避免日晒，避免日晒可减少治疗部位色素沉着的产生。如因患者未能按要求避光而出现了上述不适症状，则需进行治疗：①迅速远离光照区，立即就医；②口服抗组胺类药物，如西替利嗪等，局部使用消炎防腐药物，如0.1%氯己定含漱液，局部采用糖皮质激素制剂，如泼尼松龙注射液等涂擦或湿敷；③如果出现皮肤损害，应立即到皮肤科就诊。

（但红霞　曾　昕　陈谦明）

参考文献

1. IKEDA H, TOBITA T, OHBA S, et al. Treatment outcome of Photofrin-based photodynamic therapy for T_1 and T_2 oral squamous cell carcinoma and dysplasia. Photodiagnosis Photodyn Ther, 2013, 10（3）: 229-235.

2. RIGUAL N, SHAFIRSTEIN G, COOPER M T, et al. Photodynamic therapy with 3-（1'-hexyloxyethyl）pyropheophorbide a for cancer of the oral cavity. Clin Cancer Res, 2013, 19（23）: 6605-6613.

3. ROMEO U, RUSSO N, PALAIA G, et al. Oral proliferative verrucous leukoplakia treated with the photodynamic therapy: a case report. Ann Stomatol（Roma）, 2014, 5（2）: 77-80.

4. PIETRUSKA M, SOBANIEC S, BERNACZYK P, et al. Clinical evaluation of photodynamic therapy efficacy in the treatment of oral leukoplakia. Photodiagnosis Photodyn Ther, 2014, 11（1）: 34-40.

5. SELVAM N P, SADAKSHARAM J, SINGARAVELU G, et al. Treatment of oral leukoplakia with photodynamic therapy: a pilot study. J Cancer Res Ther, 2015, 11（2）: 464-467.

6. WONG S J, CAMPBELL B, MASSEY B, et al. A phase I trial of aminolevulinic acid-photodynamic therapy for treatment of oral leukoplakia. Oral Oncol, 2013, 49（9）: 970-976.

7. CERRATI E W, NGUYEN S A, FARRAR J D, et al. The efficacy of photodynamic therapy in the treatment of oral squamous cell carcinoma: a meta-analysis. Ear Nose Throat J, 2015, 94（2）: 72-79.

8. MALOTH K N, VELPULA N, KODANGAL S, et al. Photodynamic therapy - a non-invasive treatment modality for precancerous lesions. J Lasers Med Sci, 2016, 7（1）: 30-36.

9. LI Y, WANG B, ZHENG S, et al. Photodynamic therapy in the treatment of oral leukoplakia: A systematic review. Photodiagnosis Photodyn Ther, 2019, 25: 17-22.

10. AHN P H, QUON H, O'MALLEY B W, et al. Toxicities and early outcomes in a phase I trial of photodynamic therapy for premalignant and early stage head and neck tumors. Oral Oncol, 2016, 55: 37-42.

二、鼻咽癌

（一）适应证

1. 根治性治疗

（1）早期鼻咽癌：肿瘤局限于鼻咽、未累及口咽、鼻腔，无咽旁间隙受累，浸润深度和程度均 < 1 cm，无淋巴结转移。拒绝外科手术、放疗。

（2）放疗剂量达到 60 Gy，放疗后局部残存或局部复发，浸润深度和长度均 < 1 cm，未侵及邻近血管、神经、无远处转移及淋巴结转移。

（3）外科手术后复发，局限于鼻咽、口咽、鼻腔内，无周围软组织、骨受累，未侵及邻近血管、神经、无远处转移及淋巴结转移。

2. 姑息性治疗

原发中晚期肿瘤或远处转移的肿瘤，难治性鼻咽部肿瘤引起反复涕血或出血者。

（二）禁忌证

1. 血卟啉症及其他因光而恶化的疾病。

2. 已知对卟啉类或对任何赋形剂过敏者。

3. 计划在 30 d 内拟行外科手术者。

4. 存在眼科疾病需在 30 d 内需要灯光检查者。

5. 现在正在用其他光敏剂进行治疗。

6. 凝血功能障碍者。

7. 肿瘤已侵犯大血管及邻近主要血管、咽旁间隙颈鞘区、颅底者。

8. 光纤无法到达部位的肿瘤。

9. 孕妇慎用：Photofrin® 被认为是妊娠风险 C 级（毒性，无致畸）的药物，具有非透析性。喜泊分®对孕妇的风险尚不明确，应慎用。

（三）术前准备

1. 术前检查

（1）影像学检查：头颈部增强 CT 检查或增强 MRI 检查，胸腹盆腔 CT 检查，必要时行 PET/CT 检查。

（2）实验室检查：血常规检查、凝血功能检查、肝肾功能检查、电解质检查、肿瘤标志物检查等。

（3）鼻咽喉镜检查：明确肿瘤部位、大小，获取病理，必要时行肿瘤减瘤治疗。

2. 知情同意及告知：告知患者及其家属 PDT 治疗的过程、术中及术后的风险及并发症、预后及随访情况。告知该项治疗的优缺点及其他可选择的治疗方案，取得患者及其家属的同意。

3. 病房要求：病房内避免太阳光直射入内，采用小功率乳白色灯光照明或使用小于 60 W 黄炽台灯。

4. 患者先行喜泊分®皮试，阴性者，给予静脉注射光敏剂（喜泊分®），输注期间给予心电监护，自输注开始需待在避光房间内，医师应密切注意观察病情变化。

（四）PDT 治疗设备、光敏剂和光纤

1. 设备：630 nm 光动力治疗仪，发射功率 0.1 ~ 2 W。

2. 光敏剂：第一代（Hp 及其衍生物、喜泊分®）。

3. 光纤：柱状光纤、平切光纤、球状光纤。

（五）操作过程及技巧

1. 进行内窥镜下光动力治疗的步骤如下

首先，根据病情轻重，选择局麻或全麻下进行内窥镜检查。单纯行光动力治疗可用纤维鼻咽喉镜，如肿瘤较大，则需行硬质内窥镜下减瘤操作后再行照射。术中评估需治疗的肿瘤长度、确定照射范围，并制订相应的治疗计划。

其次，静脉注射喜泊分®40 ~ 72 h 后（肿瘤组织与周围正常组织中药物浓度差最佳时）可使用点光谱学进行血药浓度水平检测，也可直接进行光纤照射。应用波长为 630 nm、功率 0.5 ~ 1 W，能量密度为 150 ~ 200 J/cm² 的光纤照射可消除鼻咽肿瘤。此后第 2 天再照射一次，照射剂量不应超过第 1 天的总能量。光动力照射前，需先清理治疗部位表面的坏死物。切忌过度清理，避免出血。如果出血量较多，则说明清理范围大大超出光动力治疗的深度，需立即停止。在光动力照射 1 周后需复查内窥镜，针对病变处被覆的坏死物进行清理。对于鼻咽部较厚（病变厚度 > 1 cm）的病变建议先应用激光灯将肿瘤削除，再针对肿瘤的残根进行光动力治疗，可获得更优的疗效。如无条件进行削瘤处理，亦可将光纤直接插入瘤体内照射，参考表面照射的剂量。

2. 操作技巧：在内窥镜引导下将柱状光纤送入需要照射的病变区。当肿瘤相对平整时可将光纤放置于肿瘤的一侧，对于瘤体巨大及腔内型的可将光纤插入瘤体内。一般根据所需治疗肿瘤的长度选择不同治疗长度的光纤。将光纤恰当的分布，避免过多照射非肿瘤组织，同时避免肿瘤组织重复照射。对于局限性小病灶，可应用平切光纤照射，对于鼻咽腔内弥漫性病变，还可考虑采用球状光纤。因此，在光动力照射前，需要先在内窥镜下评估肿瘤的长度、位置，选择合适的光纤对肿瘤进行照射是尤为重要的。在肿瘤组织中，630 nm 波长的光线穿透深度 5 ~ 10 mm，主要取决于功率密度和光敏剂浓度。目前常用的光源为半导体激光器。它所发射的激光，是一种非热能的激光，不会引起着火。Hp 衍生物的光活化作用主要通过总的照射剂量所控制。在鼻咽癌治疗时，能量密度为 150 ~ 200 J/cm^2，设定好总功率后进行相应的照射。照射治疗后需要应用生理盐水冲洗鼻腔，每日 3 ~ 4 次。

3. 避光宣教：需告知患者严格按照避光要求，在室内避免阳光照射至少 1 个月（参考第一章）。

（六）疗效评价

肿瘤光动力治疗疗效评价标准（2014 共识第一版）

1. 可测量病灶的疗效评价参照 RECIST 标准。

2. 不可测量病灶的疗效评价方法：通过 PDT 治疗区域边缘 4 个点位（3 点、6 点、9 点、12 点）加中央 1 个点位活检结果，判定标准如下。

CR：5 个点位活检病理均为阴性。

PR：1 ~ 2 个点位活检病理为阳性。

SD：3 个点位以上活检病理为阳性。

PD：肿瘤病灶肉眼可见。

注：不可测量病灶：早期黏膜层病灶、放疗后复发的黏膜层病灶、增强 CT/MRI 检查无法发现的病灶。

3. 随访：光动力治疗后 1 个月、3 个月、6 个月复查影像学及内窥镜，同时取活检评价疗效。

此后每 3 个月按照肿瘤相关复查进行相关检查：全身增强 CT、内窥镜检查、骨扫描、血肿瘤标志物等。

（七）并发症及其处理

1. 常见并发症

（1）光敏反应：临床表现主要为皮肤过度晒伤样改变，如充血、红肿、辣痛，少数出现皮疹，多为红斑、丘疹，伴瘙痒或灼痛，重者可能出现脱皮、水疱。后期可能出现色素沉着。对患者进行避光教育是整个治疗的一部分，告知患者使用保护性的服装及注意事项是十分重要的。一旦发生，在皮肤最初出现麻刺感或红斑时，应立即躲避阳光，用冷水湿敷发热红肿的部位，此后需避免阳光直射 2 周。对于出现皮疹者，可口服抗过敏药物，局部涂抹含激素类的药膏。对于明显肿胀、出现水疱者，为严重的光毒性反应，需静脉使用激素类药物、口服抗过敏药，避免接触阳光。

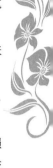

（2）鼻塞：治疗后局部黏膜肿胀，堵塞鼻腔，可给予呋麻滴鼻液或是辅舒良喷鼻对症治疗。

（3）疼痛：光照后所致，对症处理。如疼痛评分在 4 分以下，可以口服普通止痛药物，如 > 5 分，可使用吗啡类止痛药物。

（4）鼻出血：以血丝涕为主，可能是在清理坏死物时损伤正常组织，或对于结构较为松散的肿瘤组织照射后组织坏死脱落，肿瘤创面过大，渗血所致。可对症给予止血药物，必要时填塞压迫止血。

（5）鼻漏：大量清水样鼻漏，与治疗后局部黏膜水肿有关，可以给予激素消肿治疗。

常见并发症相对比较轻微，患者能耐受，对症处理后症状很快可以消失。

2. 严重并发症

致死性大出血考虑原因：肿瘤侵及邻近大血管，当肿瘤组织经 PDT 后出现坏死，随着坏死组织脱落，形成动脉瘘，导致致命性大出血的发生。一旦出现应立即行气管插管，并建立静脉通路、患侧卧位，给予药物止血、局部棉条填塞、靶动脉栓塞止血等治疗，必要时可行外科干预。

（邹　珩　王洪武）

参考文献

1. CIVANTOS F J，KARAKULLUKCU B，BIEL M，et al. A Review of photodynamic therapy for neoplasms of the head and neck. Adv Ther，2018，35（3）：324-340.

2. 李黎波，李文敏，项蕾红，等. 光动力疗法在中国的应用与临床研究. 中国激光医学杂志，2012（5）：278-307.

3. SUCCO G，ROSSO S，FADDA G L，et al. Salvage photodynamic therapy for recurrent nasopharyngeal carcinoma. Photodiagnosis Photodyn Ther，2014，11（2）：63-70.

4. RIGUAL N R，SHAFIRSTEIN G，FRUSTINO J，et al. Adjuvant intraoperative photodynamic therapy in head and neck cancer. JAMA Otolaryngol Head Neck Surg，2013，139（7）：706-711.

5. VAN DOEVEREN T E M，KARAKULLUKÇU M B，VAN VEEN R L P，et al. Adjuvant photodynamic therapy in head and neck cancer after tumor-positive resection margins. Laryngoscope，2018，128（3）：657-663.

6. STOKER S D，INDRASARI S R，HERDINI C，et al. Photodynamic therapy as salvage therapy for patients with nasopharyngeal carcinoma experiencing local failures following definitive radiotherapy. Photodiagnosis Photodyn Ther，2015：12（3）：519-525.

7. INDRASARI S R，TIMMERMANS A J，WILDEMAN M A，et al. Remarkable response to photodynamic therapy in residual T4N0M0 nasopharyngeal carcinoma：A case report. Photodiagnosis and Photodyn Ther，2012，9（4）：319-320.

8. REN Y F，CAO X P，XU J，et al. 3D-image-guided high-dose-rate intracavitary brachytherapy for salvage treatment of locally persistent nasopharyngeal carcinoma. Radiat Oncol，2013，8（1）：165.

9. CSCO 肿瘤光动力治疗专家委员会. 肿瘤光动力治疗疗效评价标准 2014 共识（第 1 版）. 中国激光医学杂志，2015（1）：54-55.

10. STOKER S D，VAN DIESSEN J N，DE BOER J P，et al. Current treatment options for local residual nasopharyngeal carcinoma. Curr

Treat Options Oncol，2013，14（4）：475-491.

11. ABBAS S，JERJES W，UPILE T，et al. The palliative role of PDT in recurrent advanced nasopharyngeal carcinoma：case series. Photodiagnosis Photodyn Ther，2012，9（2）：142-147.

三、喉部肿瘤及癌前病变

（一）适应证

1. 根治性治疗：癌前病变、早期癌或局限性癌

（1）声带黏膜白斑、重度不典型增生。

（2）早期喉癌: 原位癌、声门上型、声门型及声门下型（T_1、T_2），浸润深度＜1 cm，无淋巴结转移。拒绝外科手术、放疗。

（3）声门型、声门下型（T_3）累及喉部，未侵及周围大血管、软骨，无淋巴结转移及远处转移，拒绝放疗。

（4）放疗剂量达到 70 Gy，放疗后局部残存或局部复发，浸润深度＜1 cm，未侵及邻近血管、神经、软骨、无远处转移及淋巴结转移。

（5）外科手术后复发，局限声门区、声门下，无周围软组织、软骨受累，未侵及邻近血管、神经，无远处转移及淋巴结转移。

2. 姑息性治疗

已有远处转移的原发性肿瘤或从远处转移而来的肿瘤。对声门阻塞程度＜50% 的肿瘤可直接行 PDT；而 ≥ 60% 的肿瘤则需先减瘤负荷，使声门阻塞＜50% 再行 PDT。

（二）禁忌证

1. 血卟啉症及其他因光而恶化的疾病。

2. 已知对卟啉类或对任何赋形剂过敏者。

3. 肿瘤已侵犯大血管及邻近主要血管。

4. 凝血功能障碍。

5. 存在眼科疾病在 30 d 内需要灯光检查者。

6. 现在正在用光敏剂进行治疗。

7. 计划在 30 d 内行手术治疗者。

8. 光纤无法到达部位的肿瘤。

9. 声门肿瘤致中重度狭窄者（管腔狭窄 ≥ 60%）。

10. 孕妇慎用：Photofrin® 被认为是妊娠风险 C 级（毒性，无致畸）的药物，具有非透析性。

（三）术前准备

1. 术前检查：评估需治疗的肿瘤长度、确定照射范围，并制订相应的治疗计划。

（1）影像学检查：头颈部增强 CT 或增强 MRI 检查，胸腹盆腔 CT 检查，必要时行 PET/CT 检查。

（2）实验室检查：血常规检查、凝血功能检查、肝肾功能检查、电解质检查、肿瘤标志物检查等。

（3）鼻咽喉镜检查：明确肿瘤部位、大小，获取病理，必要时行肿瘤减瘤治疗。

2. 知情同意及告知：告知患者及其家属 PDT 治疗的过程、术中及术后的风险及并发症、预后及随访情况。告知该项治疗的优缺点及其他可选择的治疗方案，取得患者及其家属的同意。

3. 病房要求：病房内避免太阳光直射入内，采用小功率乳白色灯光照明或使用小于 60 W 黄炽台灯。

4. 患者先行喜泊分®皮试，阴性者，给予静脉注射光敏剂（喜泊分®），输注期间给予心电监护，自输注开始需待在避光房间内，医师应密切注意观察病情变化。

（四）PDT 治疗设备、光敏剂和光纤

1. 设备：630 nm 或 650 nm 光动力治疗仪。

2. 光敏剂：第一代（Hp 及其衍生物）。

3. 光纤：柱状光纤、平切光纤。

（五）操作过程及技巧

1. 进行内窥镜下光动力治疗的步骤

无论病情轻重，事先行鼻咽喉镜检查，了解病变程度。

行 PDT 时，无论减瘤与否，建议都在全麻下操作，必要时应用硬质镜。

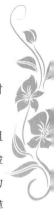

静脉注射喜泊分®48 ~ 72 h 后（肿瘤组织与周围正常组织中药物浓度差最佳时）可使用点光谱学进行血药浓度水平检测，也可直接进行光纤照射。应用波长为 630 nm、能量密度为 50 ~ 120 J/cm² 的光纤照射可缓解喉癌的梗阻症状，并对黏膜病变进行治疗。声门型病变照射时可用硬镜遮挡健侧声带。此后第 2、第 3 天再连续照射 2 次，光动力照射前，需先清理治疗部位表面的坏死物，切忌过度清理，以免出血。如果出血量较多，则说明清理范围大大超出光动力治疗的深度，需立即停止。根据残存病变的情况决定是否行第三次照射，如在注射药物后的 96 ~ 120 h 重复照射，则无须再注射喜泊分®。实际上多数患者在院期间会接受至少二次照射，少数患者接受三次照射。在光动力照射 1 周后需再次清理治疗部位表面的坏死物，避免管腔堵塞。对于声门型和声门下型肿瘤堵塞管腔，建议先将大块的肿瘤削除，针对肿瘤的残根进行光动力治疗，可获得更优的疗效。如无条件进行削瘤处理，亦可将光纤直接插入瘤体内照射，参考表面照射的剂量。照射期间给予激素（甲泼尼龙 40 mg/d，连用 3 d），对于存在呼吸道梗阻的，如不能减瘤，建议照射后行气管插管，保证安全。

2. 操作技巧：在内窥镜或硬质镜引导下将柱状光纤送入需要照射的病变区，如为黏膜病变，范围局限，可将平切光纤对准病变区进行照射。当肿瘤相对平整时可将光纤放置于肿瘤的一侧，对于瘤体巨大及腔内型的可将柱状光纤插入瘤体内。柱状光纤通常用于声门型和声门下型存在管腔梗阻的患者，一般根据所需治疗肿瘤的长度选择不同治疗长度的光纤。将光纤恰当的分布，完全覆盖病变，超过病变边缘 0.5 cm，避免过多照射非肿瘤组织，同时避免肿瘤组织重复照射。因此，在光动力照射前，需要在鼻咽喉镜下评估肿瘤的长度，选择合适长度的光纤对肿瘤进行照射是尤为重要的。在喉和肿瘤组织中，630 nm 波长的光线穿透深度 5 ~ 10 mm，主要取决于功率密度和光纤长度。目前常用的光源为半导体激光器。它所发射的激光，是一种非热能的激光，不会引起着火。喜泊分®的光活化作用主要通过总的照射剂量所控制。在喉部肿瘤治疗时，能量密度为 50 ~ 120 J/cm²，设定好总功率后进行相应的照射，一般使用小功率、照射时间长的治疗方案。

（六）疗效评价

1. 近期疗效（PDT 治疗后 1 个月）

（1）CR：可见癌变完全消除，黏膜活检病理未见肿瘤细胞。

（2）PR：可见癌变的长度与厚度的乘积较治疗前缩小 ≥ 30%，黏膜活检病理仍有肿瘤细胞。

（3）SD：既没缓解，也没进展，黏膜活检病理仍有肿瘤细胞。

（4）PD：癌变范围超过原病灶区，活检有肿瘤细胞。

2. 远期疗效

（1）OS：从治疗开始到因任何原因引起死亡的时间。

（2）PFS：从治疗开始到肿瘤进展或死亡的时间。

治疗前后应定期评估，每次评估都需要行胸部 CT 平扫＋增强、内窥镜检查、取组织活检作为客观评价依据。

（七）并发症及其处理

1. 常见并发症

（1）光敏反应：临床表现主要为皮肤过度晒伤样改变，如充血、红肿、辣痛，少数出现皮疹，多为红斑、丘疹，伴瘙痒或灼痛，重者可能出现脱皮、水疱。后期可能出现色素沉着。对患者进行避光教育是整个治疗的一部分，告知患者使用保护性的服装及注意事项是十分重要的。一旦发生，在皮肤最初出现麻刺感或红斑时，应立即躲避阳光，用冷水湿敷发热红肿的部位，此后需避免阳光直射 2 周。对于出现皮疹者，可口服抗过敏药物，局部涂抹含激素类的药膏。对于明显肿胀、出现水疱者，为严重的光毒性反应，需静脉使用激素类药物、口服抗过敏药，避免接触阳光。

（2）声嘶：可能与声带水肿有关，可逐步恢复。常于治疗后 1 ～ 6 个月恢复正常。

（3）咳嗽：以刺激性咳嗽为主，常伴有咳痰费力，为少量白色黏痰进行照射后可以常规给予口服止咳祛痰药物，如氨溴索、乙酰半胱氨酸等，对于咳嗽较剧的患者，给予中枢镇咳药物，如阿桔片、磷酸可待因片口服，辅以中药止咳化痰药物，如苏黄止咳胶囊、十味龙胆花胶囊等。夜间因咳嗽不能入睡者，可根据病情加用镇静药物。

（4）呼吸困难：主要表现为胸闷、活动后气短。常为照射后坏死物形成堵塞管腔，形成全肺不张时，患者可出现胸痛。一旦发生及时行气管镜下治疗，清理坏死物，维持管腔通畅。

（5）发热：一般体温在 37 ～ 38 ℃。可能为肿瘤坏死的吸收热或是肿瘤照射后形成坏死物堵塞管腔导致炎症所致。可对症退热、抗感染等治疗，必要时行鼻咽喉镜下清理坏死物。

（6）咯血：以血丝痰为主，可能是在清理坏死物时损伤正常组织，或对于结构较为松散的肿瘤组织照射后组织坏死脱落，肿瘤创面过大，渗血所致。可对症给予止血药物或是鼻咽喉镜下氩气刀烧灼止血。

常见并发症相对比较轻微，患者能耐受，对症处理后症状很快可以消失。

2. 严重并发症

（1）急性黏膜水肿，光照后炎性因子释放，引起血管收缩、血细胞滞留凝集、血流停滞造成组织水肿。临床表现为突发呼吸困难，口唇发绀，喉鸣，大汗，不能平卧，血氧饱和度进行性下降。心率增快，血压升高。严重时可出现窒息死亡。对于此类患者术后连用 3 d 激素，如甲泼尼龙 40 mg iv qd。术后气切包备于床旁。一旦出现呼吸困难、血氧饱和度进行性下降，立即在气管镜引导下行气管插管，插管困难时立即行气管切开。

（2）穿孔：当病变侵及食道时进行 PDT，照射后肿瘤组织坏死形成，随着坏死物的脱落，较易形成穿孔。可出现食管气管 / 支气管瘘。常表现为咳嗽、咳痰突然加重，痰中带血量明显增多，伴有进食饮水呛咳时，需高度怀疑穿孔的可能。尽快行胸部 CT、上消化道造影及气管镜检查明确。一旦明确有食管气管瘘，可考虑放置气管覆膜支架封堵瘘口。在瘘口未封堵成功前禁止经口进食水，需放置肠内营养管或是空肠造瘘，营养支持治疗。

（3）窒息：是喉癌光动力治疗的最严重的并发症，PDT治疗后肿瘤组织坏死脱落，局部黏膜纤维化形成瘢痕，瘢痕组织收缩导致声门狭窄，严重时声门完全粘连，引起窒息死亡。临床表现：早期可无症状，后期随时声门狭窄的加重，逐步出现呼吸困难、喉鸣。因该并发症极为凶险，需及早发现，可行内窥镜下声带粘连松解术，或是应用针形高频电刀切断黏连带。

（4）致死性大咯血考虑原因：肿瘤侵及邻近大血管，当肿瘤组织经 PDT 后出现坏死，随着坏死组织脱落，形成动脉瘘，导致致命性大咯血的发生。一旦出现应立即行气管插管，并建立静脉通路、患侧卧位，给予药物止血、靶动脉栓塞止血等治疗，必要时可行外科干预。

（邹　珩　王洪武）

参考文献

1. ZHANG C，JIANG J Q. Current status and prospect of photodynamic therapy in laryngeal diseases. Zhonghua Er Bi Yan Hou Tou Jing Wai Ke Za Zhi，2018，53（4）：306-311.

2. CIVANTOS F J，KARAKULLUKCU B，BIEL M，et al. A review of photodynamic therapy for neoplasms of the head and neck. Adv Ther，2018，35（3）：324-340.

3. QI WANG，GUOKANG FAN. Treatment options of T_1 glottic carcinoma. Lin Chung Er Bi Yan Hou Tou Jing Wai Ke Za Zhi，2016，30（2）：166-172.

4. LIU H，HUANG Y，WANG S，et al. Experimental study on the impact of photodynamic therapy on the normal vocal cord injury. Zhonghua Er Bi Yan Hou Tou Jing Wai Ke Za Zhi，2015，50（12）：989-995.

5. SILBERGLEIT A K，SOMERS M L，SCHWEITZER V G，et al. Vocal fold vibration after photofrin-mediated photodynamic therapy for treatment of early-stage laryngeal malignancies. J Voice，2013，27（6）：762-764.

6. STORY W，SULTAN A A，BOTTINI G，et al. Strategies of airway management for head and neck photodynamic therapy. Lasers Surg Med，2013，45（6）：370-376.

第三节 消化道恶性肿瘤光动力治疗操作技术规范

一、食道癌

（一）适应证

1. 根治性治疗适应证

食管癌根治性治疗一般是指经光动力治疗后局部肿瘤病灶可以达到 CR 的效果。

（1）食管癌的癌前病变，如食管黏膜上皮内瘤变、食管黏膜白斑、Barrett 食管等。

（2）早期食管癌 T1 N0M0 患者。

（3）手术或放疗后局部复发的，或经过微创治疗后局部复发的表浅肿瘤。

2. 姑息治疗适应证

食管癌姑息治疗一般指经光动力治疗以改善患者生存质量为目的。

（1）多用于肿瘤巨大导致食管狭窄、吞咽困难，常规治疗手段无法控制。

（2）放化疗后肿瘤复发食管梗阻者。

（3）不适宜手术、放化疗的患者及老年食管癌患者。

（4）局部晚期食管癌患者完全阻塞管腔无法进食或已行胃造瘘的患者。

（二）禁忌证

1. 对光敏剂过敏患者。

2. 患有严重或未控制的心血管疾病及肺部疾病；或各种原因导致的生命体征不平稳者。

3. 明显的凝血功能障碍者。

4. 原有 Hp 病或伴随其他因光照而加重的疾病，如系统性红斑狼疮、皮肌炎等。

5. 食管癌合并食管静脉曲张者。

6. 食管癌合并食管气管瘘或食管纵隔瘘者。

7. 溃疡型病灶并出血或估计病灶坏死后容易发生穿孔者。

8. 超声内窥镜检查显示肿瘤浸润食管全层，PDT 后可能发生瘘者。

9. 存在眼部疾病，近 1 个月内需要接受眼科灯光检查的患者。

10. 计划在 30 d 内行手术治疗者。

11. 孕妇慎用。

（三）术前检查与准备

1. 医师的要求

实施 PDT 的医师必须经过光动力治疗专业培训，熟悉光学剂量参数设计和计算，熟练掌握内窥镜操作技术，医师必须取得我国执业医师资格证，最好是我国光动力治疗学会组织的成员。行 PDT 前必须熟知 PDT 使用的光敏剂与激光装置的说明，在 PDT 治疗过程中一定要注意戴防护眼镜以保护眼睛。

2. 常规术前检查与准备

（1）临床资料

①内窥镜检查：2 周以内的胃镜检查，有条件者最好行超声内窥镜检查，明确肿瘤的位置、大小、形态、梗阻情况和肿瘤浸润的深度等。

②影像学检查：钡餐造影，内窥镜不能通过的病灶，需要做钡餐造影以明确肿瘤长度、梗阻及是否有瘘等，尤其是局部晚期食管癌无法正常进食的患者；CT 或 MRI 检查，有助于肿

瘤分期和了解治疗位置的肿瘤侵犯范围、肿瘤深度、肿瘤与毗邻脏器的关系和淋巴结转移情况等；骨扫描检查，明确全身有无骨转移；必要时行全身 PET/CT 检查。

③实验室检查：血常规检查、肝肾功能检查、电解质检查、凝血功能检查、肿瘤标志物检查等。

④功能检查：心电图检查、超声心动图检查、肺功能检查等。

（2）手术室配备急救物品，手术室配备吸氧、吸痰装置，备有简易呼吸球囊、胸腔闭式引流包等。

3. 光敏剂滴注

（1）Photofrin®（冻干粉剂，低温避光保存）按照 2 mg/kg 的剂量加入 5% 葡萄糖溶液中，按 2.5 mg/mL 比例浓度配制溶液，并在 1 h 内滴注完毕，滴注过程中严密观察患者的血压、脉搏，个别患者可能出现血压偏低现象。48 h 后肿瘤部位行激光照射治疗；72 ~ 96 h 行第 2 次激光照射治疗。如病情需要，再次治疗时间应间隔 4 周以上。光敏剂输注过程中一定要注意避光。

（2）喜泊分®（Hp 注射液，–20℃低温保存）用药前将冰冻药品置室温避光溶化，取原液在患者前臂做皮肤划痕试验，观察 15 min，皮试如无红肿硬结等过敏现象，则按照 2 ~ 5 mg/kg 的剂量加入 250 mL 生理盐水中，在 1 h 内滴注完毕。滴注过程中严密观察患者的生命体征，个别患者可能出现血压偏低现象。48 ~ 72 h，进行激光治疗。如病情需要，再次治疗时间应间隔 4 周以上。光敏剂输注过程中一定要注意避光。

4. 光动力设备调试

激光的操作者需要得到医院或上级单位的授权。在每次治疗注射光敏剂前，务必进行常规检查（外观检查、运行检查）激光硬件设备、光纤和配套附件。光动力激光治疗前一定要先测试设备，以免治疗时开机仪器失灵或激光输出参数未能达到治疗标准，而无法进行正常的激光照射治疗，导致注射过光敏剂的患者错失最佳的光动力治疗激发照射时间。以雷迈科技 PDT 630-A 型半导体激光光动力治疗机为例，连接相应的光纤、脚踏和安全连锁开关，接通电源，插入钥匙，正常开机，仪器自检；自检完成后设置治疗照射功率、时间和指示光，将光纤末端插入功率探测窗口检测激光实际输出功率；激光治疗仪调试完毕后待机使用。

内窥镜可以用电子内窥镜和纤维内窥镜。纤维内窥镜属于光纤导光，因此治疗期间可在直视下监视光动力治疗的整个过程，并根据具体情况调整光导纤维的位置；而电子内窥镜属于电子成像，激光照射时电子成像系统无法处理高强度 630 nm 红色激光，因此导致监视器上所见到的是一片白，也就无法实时监视光动力治疗的全过程，因此治疗过程中需每隔 3 min 暂停治疗，观察治疗部位的变化并作相应的调整。

无论在什么情况下光敏剂引起并发症或激光装置发生机械故障，事后必须立即上报各自的生产商或经销商。

5. 胃镜等检查设备准备

食管癌光动力治疗应在胃镜直视下完成，检查胃镜主机是否正常运行，胃镜的送水送气及吸引功能是否正常。

6. 患者准备

（1）常规准备患者治疗前需禁食水 8 ~ 12 h。治疗前 30 min，皮下注射阿托品 0.5 mg 以减少分泌物，保证光动力治疗的顺利进行。地西泮 10 mg 肌内注射使患者保持镇静状态。如果患者有老年病，如高血压和心脏病，或患者精神高度紧张，对治疗高度敏感，可行静脉麻醉。如果时间允许，可以提前 1 ~ 2 d 给患者行胃镜检查，以明确肿瘤范围和肿瘤大小，制订相应的光动力治疗计划，确定治疗方案。建立静脉通道，心电监护仪监测患者心率、呼吸、血压、心电图和血氧饱和度。静脉麻醉患者则应当在摆好体位后再行静脉麻醉。

（2）签署知情同意书，告知患者及其家属 PDT 治疗的过程、术中及术后的风险及并发症、预后及随访情况。告知该项治疗的优缺点及其他可选择的治疗方案，取得患者及其家属的同意。

（3）着重对患者进行避光宣教：告知其避光的时间及程度。给药第 1 周时患者的皮肤和眼睛对光线十分敏感，此时需严格避光，避免直接暴露在阳光下的一切可能。需留在暗室内，暗室内可使用一个 60 W 以下的黄炽灯泡的台灯，可以观看电视，安全距离至少 2 m 以上，并戴墨镜。最好不要使用电脑或手机。第 2 周患者眼睛对明亮的光线仍十分敏感，患者仍需继续佩戴墨镜，皮肤对光线也是敏感的，仍需避免直接暴露于阳光下。但本周光敏药物处于代谢过程中，应逐渐增加室内的光线照射的亮度，直至恢复至正常的室内照明状态。本周仍需避免使用手机或电脑，观看电视需保持安全距离。第 3～第 4 周患者皮肤对光线还有一定的敏感性，需避免强烈阳光直射和室内强光照明。患者可以在夜晚外出活动。如必须白天去户外，建议其阴天出行，或避开 10：00～14：00 光线最强时段。患者需戴上墨镜（＜4% 透光率）、手套、宽边帽，穿长袖衬衫、长裤和袜子。此期间建议患者要避免明亮的光线，如阅读灯的照射，尽管普通室内光线不是有害的，但天窗直接照射的光线也应该避免，需要挂窗帘或躲避在阴影内。30 d 后，建议患者进行光敏感试验，将手放在一个有直径 2 cm 洞的纸袋内，暴露在阳光下照射 10 min；如果在 24 h 内出现肿胀，发红或水疱，则患者应继续避光直到 2 周之后，再重新进行测试；如果在 24 h 内没有任何反应发生，患者可逐渐恢复接触阳光。可尝试第 1 天暴露于光照下 15 min，如无异常反应，可逐步增加暴露时间。初期建议避开阳光最强时段（10：00 ~ 14：00）。至少 3 个月不要进行日光浴或使用太阳灯或日光浴床。还需避免眼部检查。

（四）手术操作步骤

激光光敏剂产生光动力作用的强度由激光照射强度（功率密度）和剂量（能量密度）决定［注：能量密度（J/cm^2）= 功率密度（W/cm^2）× 照射时间（s）］。治疗时应根据患者的目标病灶调节输出功率，并由激光功率计检测光输出端的实际输出功率（W）。

1. 食管癌根治 PDT

早期食管癌和癌前病变 PDT 目的是达到 CR，以保留正常食管的完整性，从而避免手术和放疗的创伤与不良反应。患者治疗前期准备工作完成后，常规进行胃镜检查，患者取左侧卧位，常规咽部麻醉后插入胃镜，观察食管腔内情况，确定肿瘤的部位和大小，并留照片，然后将病变至于视野中央，将光纤由活检孔插入，照射时，使光纤尽量处于腔道正中，根据病变范围的不同采用不同的柱状光纤，弥散端长度 2.5 ~ 4.0 cm，每次治疗照射 1 ~ 5 段，且需超过病灶边缘至少 0.5 cm，使光照范围充分覆盖病灶。照射后观察有无活动出血及其他异常后退出胃镜，术后观察生命体征，常规应用抗生素及地塞米松 5 ~ 7 d。照射剂量为 200 ~ 250 mW/cm^2，照射时间为 750 ~ 1200 s，能量密度为 150 ~ 300 J/cm^2，然后根据肿瘤范围适当补充照射剂量。

2. 食管癌姑息 PDT

对于中晚期食管癌患者可以按照如下常规 PDT 进行。

（1）激光初次照射：患者治疗前期准备工作完成后，常规进行胃镜检查，患者取左侧卧位，常规局部麻醉后插入胃镜，观察食管腔内情况，确定肿瘤的部位和大小，若食管狭窄并镜身不能通过，先行探条或球囊适当扩张，并留照片，然后将病变至于视野中央，将光纤由活检孔插入，照射时，使光纤尽量处于腔道正中，根据病变范围的不同采用不同的柱状光纤，弥散端长度 2.5 ~ 4.0 cm，每次治疗照射 1 ~ 5 段，且需超过病灶边缘至少 0.5 cm，使光照范围充分覆盖病灶。照射后观察有无活动出血及其他异常后推出胃镜，术后观察生命体征，常规应用抗生素及地塞米松 5 ~ 7 d。照射光剂量为 300 ~ 400 mW/cm^2，照射时间为 750 ~ 1200 s，柱状光纤设定能量密度为 225 ~ 480 J/cm^2，然后根据肿瘤范围适当补充照射剂量。

（2）坏死组织清除：初次光动力激光照射之后，在激光有效照射范围之内的肿瘤组织会出现坏死。如需 24 h 后复照，复照前需清除坏死组织，坏死组织的清除对于光动力治疗的临床疗效也极为重要。清除坏死组织时首先要观察肿瘤组织的外观变化，新鲜肿瘤组织一般呈鲜红色，组织质地较脆，触之易出血；光动力治疗后坏死的肿瘤组织一般呈暗红色，质地软，触之不易出血，用活检钳用力钳之也没有出血迹象；即使是深部未完全坏死的肿瘤组织，用活检钳钳除后也只是有少许出血。

（3）复照剂量：激光复照要根据肿瘤大小和部位的不同而确定照射剂量，复照的剂量同首次照射剂量，或者根据具体病灶情况适当降低或升高光照剂量。

（五）疗效评价

参考肿瘤光动力治疗疗效评价标准 2014 共识—食管癌（第一版）

1.早期食管癌和癌前病变的 PDT 疗效评价以病理检查为主，也可以辅助超声内窥镜，通过测量肿瘤浸润的深度进行判断，疗效评价标准中仅设 CR 和 PD。CR 为活检均阴性；PD 为任意 1 点活检阳性。

2. 中晚期食管癌姑息治疗 PDT 近期疗效评价以实体瘤疗效评价标准（RECIST 标准）为基础［见下文实体肿瘤的疗效评价标准 RECIST 指南（版本 1.1）］，内窥镜下测量管腔直径和稀钡造影综合判断肿瘤大小和管腔狭窄的最小直径，也可以辅助超声内窥镜、吞咽指数进行判定。

（1）内窥镜可通过的中晚期食管癌以内窥镜下测量管腔狭窄段最小直径作为评价指标，不需要吞咽困难评分作为辅助评价指标。

（2）内窥镜无法通过的中晚期食管癌狭窄段最小直径的测量，以内窥镜下测量或食管造影测量管腔最小直径作为主要评价指标，以食管癌吞咽困难评分标准（stooler 吞咽困难分级）作为辅助评价指标［见下文实体肿瘤的疗效评价标准 RECIST 指南（版本 1.1）］。

（3）食管癌姑息治疗 PDT 近期疗效评价观察时间为：治疗后 4 周；重复治疗时间为 4 ～ 12 周；评价标准中仅设 PR、SD、PD，不设 CR。

（4）具体判定标准

①治疗前后分别测量狭窄段最小直径，PR 为治疗后最小直径增加 ≥ 30%；PD 为治疗后最小直径缩小 ≤ 20%；SD 为治疗后最小直径变化在 PR 和 PD 两者之间。

注：内窥镜下观察食管腔直径方法：以活检钳为参照标准，充分充气后 30 ～ 60 s，通过活检钳测量狭窄直径；食管造影中的硫酸钡浓度以 2 g/mL（200 W/V%）为标准，如果怀疑伴有食管瘘，可用碘造影代替。

②治疗前后记录吞咽困难评分，PR 为治疗后评分降低 ≥ 1

分；PD 为治疗后评分增加 ≥ 1 分；SD 为治疗后评分变化在
PR 和 PD 两者之间。

（六）术中与术后并发症及其防治

PDT 术中及术后并发症的发生，就病灶而言，与病灶大小、
形态、所在部位及其与周边组织器官的解剖关系密切相关。就
治疗而言，与 PDT 参数设置、肿瘤坏死组织清除方法等有关。
在进行 PDT 前，应充分评估患者一般情况，局部肿瘤情况，制
订相应的方案以达到最大治疗效果，从而将风险降至最低。

1. 光过敏反应

光过敏反应发生率 5% ~ 28%。临床表现主要为皮肤过度
晒伤样改变，如充血、红肿、辣痛，少数出现皮疹，多为红斑、
丘疹，伴瘙痒或灼痛，重者可能出现脱皮、水疱，后期可能出
现色素沉着。对患者进行避光教育是整个治疗中不可或缺的一
部分，告知患者使用保护性的服装及注意事项是十分重要的。
一旦发生光过敏反应，在皮肤最初出现麻刺感或红斑时，应立
即避开阳光，用冷水湿敷发热红肿的部位，此后需避免阳光直
射 2 周。对于出现皮疹者，可口服抗过敏药物，局部涂抹含激
素类的药膏。对于明显肿胀、出现水疱者，为严重的光毒性反应，
需静脉使用激素类药物、口服抗过敏药，避免接触阳光。

2. 胸骨后疼痛

胸骨后疼痛为食管癌 PDT 治疗的常见并发症，30% ~ 40%
的 Barrett 食管和食管癌患者术后出现胸骨后疼痛。疼痛的原因
早期是治疗区域组织反应性充血水肿，后期则可能是肿瘤组织
坏死脱落后合并感染所致。对面积比较大的病灶，PDT 治疗后
一般都给予皮质醇激素以减轻水肿反应。止痛药物可根据患者
NRS 评分给予不同阶梯的镇痛药物。

3. 发热

常为低热，与肿瘤组织坏死引起的全身炎症反应有关，一般无须特殊处理，必要时给予对症处理，如物理降温、口服解热镇痛药等。若发热持续不退，则应考虑是否合并感染，查血常规等实验室指标，必要时使用抗生素治疗。

4. 穿孔与瘘

穿孔与瘘为 PDT 最为严重的并发症之一，在消化道肿瘤中，以食管癌最多见。当肿瘤侵犯食管壁全层时，PDT 后疗效好，导致肿瘤组织完全坏死脱落，易发生穿孔。食管穿孔常继发食管气管瘘或食管纵隔瘘。因此，术前需明确肿瘤的侵犯深度及其毗邻关系，这对防止穿孔和瘘的发生非常重要。因此，PDT 前与患者及其家属充分沟通，签署知情同意书至关重要。在激光照射后密切观察该不良反应的发生情况，一旦发生穿孔，立即禁食水，建立全胃肠外静脉营养或有效的胃肠道营养，予以抗感染治疗，必要时可以考虑放置食管带膜支架。

5. 出血

在光动力治疗后，伴随肿瘤的变性坏死过程而并发的血性渗出为正常现象。某些受治肿瘤紧挨大血管生长并已浸润血管壁全层，光动力治疗后因组织坏死可能会导致大血管崩裂。对上述某些黏附大血管生长并已浸润血管壁全层的食管癌患者，需谨慎进行光动力治疗。一旦发生消化道严重出血，需密切监测生命体征、尿量和神志；采取卧位，保持呼吸道通畅，避免呕血时吸入引起窒息，必要时吸氧；查血型和配血，建立有效的静脉输液通道补充血容量和输血；使用止血药物如立止血针；根据患者病情可采取内窥镜止血或者介入止血治疗，必要时手术治疗。

6. 食管瘢痕狭窄

食管癌行光动力治疗后并发局部瘢痕狭窄的发生率较高，目前认为与 PDT 治疗后组织损伤引起炎症反应，继而局部发生纤维化有关。多次光动力治疗及既往接受放疗、化疗者，其发生率增加。根据患者具体情况，研究者可行食管扩张术或放置食管支架缓解患者狭窄症状。

7. 其他

食管中下段与心脏相邻，管壁薄，透光性好。该部位进行光动力治疗时，激光可波及心脏及其包膜，可能导致患者心律失常、心功能衰竭、心包积液等并发症。尽管这种情况比较罕见，术前做好病史采集和预防工作仍十分重要。一旦出现有临床意义的心律失常和（或）心力衰竭，应立即停止治疗，密切心电监测和床边心电图检查，根据心律失常/心力衰竭的具体情况（类型、严重程度、临床表现和有无基础疾病等）采取相应的措施，必要时请心内科医师协同处理；如果出现心包积液，量少时给予观察，量多给予心包穿刺引流。

（高社干　董彩红　单探幽　袁小志　张梦曦　王新帅　任　婧）

参考文献

1. KOHOUTOVA D，HAIDRY R，BANKS M，et al. Esophageal neoplasia arising from subsquamous buried glands after an apparently successful photodynamic therapy or radiofrequency ablation for Barrett's associated neoplasia. Scand J Gastroenterol，2015，50（11）：1-7.

2. GRAY J，FULLARTON G M. Long term efficacy of Photodynamic Therapy（PDT）as an ablative therapy of high grade dysplasia in Barrett's oesophagus. Photodiagnosis Photodyn Ther，2013，10（4）：

561-565.

3. ERTAN A, ZAHEER I, CORREA A M, et al. Photodynamic therapy vs radiofrequency ablation for Barrett's dysplasia: efficacy, safety and cost-comparison. World J Gastroenterol, 2013, 19（41）: 7106-7113.

4. YOON H Y, CHEON Y K, CHOI H J, et al. Role of photodynamic therapy in the palliation of obstructing esophageal cancer. Korean J Intern Med, 2012, 27（3）: 278-284.

5. LINDENMANN J, MATZI V, NEUBOECK N, et al. Individualized, multimodal palliative treatment of inoperable esophageal cancer: clinical impact of photodynamic therapy resulting in prolonged survival. Lasers Surg Med, 2012, 44（3）: 189-198.

6. SADANALA K C, CHATURVEDI P K, SEO Y M, et al. Sono-photodynamic combination therapy: a review on sensitizers. Anticancer Research, 2014, 34（9）: 4657-4664.

7. MANOTO S, HOURELD N, ABRAHAMSE H. Resistance of lung cancer cells grown as multicellular tumour spheroids to zinc sulfophthalocyanine photosensitization. Int J Mol Sci, 2015, 16（5）: 10185-10200.

8. KAO H W, LIN Y Y, CHEN C C, et al. Biological characterization of cetuximab-conjugated gold nanoparticles in a tumor animal model. Nanotechnology, 2014, 25（29）: 295102.

9. GIOVANA C, BERNEGOSSI JÉSSICA, LAURA D F, et al. Nanotechnology-based drug delivery systems for photodynamic therapy of cancer: a review. Molecules, 2016, 21（3）: 342.

实体肿瘤的疗效评价标准 RECIST 指南（版本 1.1）

缓解标准

靶病灶的评价

CR：所有靶病灶消失。所有病理学淋巴结（无论是靶或者非靶淋巴结）的短轴直径都必须降到 10 mm 以下。

PR：以基线直径总和为参考值，靶病灶的直径总和至少减少 30%。

PD：以研究中最小直径总和为参考值（该值可包括基线直径总和），靶病灶的直径总和至少增加 20%。

SD：靶病灶减少值不足以达到 PR 且增加值不足以达到 PD 的状态。

Stooler 吞咽困难分级

0 级：无症状、能进各种食物。

Ⅰ级：偶尔发生困难，能进饮食。

Ⅱ级：能进半流质饮食。

Ⅲ级：仅能进流质饮食。

Ⅳ级：不能进食，水也不能咽下。

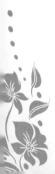

二、胃肿瘤

（一）适应证

1. 胃癌根治治疗一般是指经光动力治疗后局部肿瘤病灶可以达到 CR 的效果。

（1）胃癌的癌前病变。

（2）早期胃癌Ⅰa 期患者。

（3）手术后局部复发或者经过微创治疗后局部复发的表浅肿瘤。

2. 胃癌姑息治疗一般指经光动力治疗以改善患者生存质量为目的。

（1）多用于肿瘤巨大导致贲门或幽门狭窄常规治疗手段无法控制。

（2）放化疗后肿瘤复发导致梗阻者。

（3）不适宜手术和放疗的老年胃癌患者。

（4）胃癌晚期出血常规手段难以控制者。

3. 术中光动力治疗对于肿瘤分期较晚患者，又要求手术治疗，影像学检查考虑无法完全手术切除者，可以考虑手术将大块肿瘤切除后对残余病灶进行光动力治疗，降低肿瘤复发率、提高治愈率。

（二）禁忌证

（1）对光敏剂过敏患者。

（2）严重心肺功能不全、有严重高血压、心脏病病史患者。

（3）明显的凝血功能障碍。

（4）原有 Hp 病或其他因光而加重的疾病，如系统性红斑狼疮、皮肌炎等。

（5）溃疡型病灶并出血或估计病灶坏死后容易发生穿孔者。

（6）伴全身急性感染或其他系统严重疾病者。

（7）患者属于恶病质状态，预计生存期小于3个月。

（8）现在正在用光敏剂进行治疗。

（9）光纤无法到达部位的肿瘤。

（三）常规术前检查和准备

1. 临床资料

（1）内窥镜检查：2周以内的胃镜检查，有条件需做超声内窥镜检查，明确肿瘤的位置、大小、形态、厚度、梗阻情况及周围淋巴结转移情况等。

（2）影像学检查：X线造影，内窥镜不能通过的病灶，需要做造影以明确肿瘤长度、梗阻情况、是否有瘘等；CT/MR检查，有助于肿瘤分期和了解治疗位置的肿瘤侵犯范围、肿瘤厚度、肿瘤与毗邻脏器的关系等；骨扫描检查，明确全身有无骨转移情况；必要时行全身PET/CT检查。

（3）实验室检查：血常规检查、肝肾功能检查、电解质检查、凝血功能检查、肿瘤标志物检查等。

（4）功能检查：心电图检查、超声心动图检查、肺功能检查等。

2. 手术室配备与急救物品

手术室配备吸氧、吸痰装置，备有简易呼吸球囊、胸腔闭式引流包等。

（四）术前准备注意事项

1. 知情同意及告知：告知患者及其家属PDT治疗的过程、术中及术后的风险及并发症、预后及随访情况。告知该项治疗的优缺点及其他可选择的治疗方案，取得患者及其家属的同意，并签署知情同意书。着重对患者进行避光宣教：告知其避光的时间及程度。给药第1周时患者的皮肤和眼睛对光线十分敏感，此时需严格避光，以防不良事件的发生。

需留在室内至少1个月，室内可使用日光灯照明，可以观看电视，最好戴墨镜。第3～第4周患者皮肤对光线还有一定的敏感性，需避免强烈阳光直射和室内强光照明。患者可以在夜晚或早上太阳未出来之前外出活动。如必须白天去户外，建议其阴天出行，或避开10：00～14：00光线最强时段。患者需戴上墨镜（＜4%透光率）、手套、宽边帽，穿长袖衬衫、长裤和袜子。此期间建议患者要避免明亮的光线，如阅读灯的照射，尽管普通室内光线不是有害的，但天窗直接照射的光线也应该避免，需要挂窗帘或躲避在阴影内。

30 d后，建议患者进行光敏感试验，把他们的手放在一个有直径2 cm的洞的纸袋内，暴露在阳光下照射10 min，如果在24 h内出现肿胀，发红，或水泡，则患者应继续避光直到2周之后，再进行重新测试，如果在24 h内没有任何反应发生，患者可逐渐恢复接触阳光。可尝试第1天暴露于光照下10 min，如没问题，可逐步增加暴露时间。初期建议避开阳光最强时段（10：00～14：00）。至少3个月不要进行日光浴或使用太阳灯或日光浴床。还需避免眼部检查。

2. 病房要求：病房内避免太阳光直射入内，可采用日光灯照明。

3. 患者注射光敏剂后需待在房内，医师应密切注意观察病情变化。

4. 患者注射光敏剂40～50 h后做PDT。

5. 医务人员在操作过程中需佩戴防护眼镜。

（五）光敏剂输注及 PDT 设备调试

1. 光敏剂滴注

（1）Photofrin®（冻干粉剂）按照 2 mg/kg 加入 5% 葡萄糖液体中，按 2.5 mg/mL 比例浓度配液体，并在 1 h 内滴注完毕，48 h 后肿瘤部位激光照射治疗；72 ～ 96 h 行第 2 次激光照射治疗。

（2）喜泊分®国产光敏剂（重庆迈乐，液体，低温保存）用前需常规作皮试，无过敏现象则按照 5 mg/kg 加入 250 mL 生理盐水中，在 1 h 内滴注完毕。滴注过程中严密观察患者的血压、脉搏，有个别患者可能出现血压偏低现象。48 h 后肿瘤部位激光照射治疗；72 ～ 96 h 行第 2 次激光照射治疗。

2. 激光设备及调试

在注射光敏剂前，必须进行激光硬件的日常检查（外观检查、运行检查）。光动力激光治疗前一定要先调试仪器，以免治疗时开机仪器失灵，无法进行正常的激光照射治疗，使患者注射的光敏剂浪费，并失去宝贵的治疗机会。以 DIOMED 630 nm 光动力激光治疗仪为例，连接相应治疗光纤，插入钥匙，正常开机，仪器自检；自检完毕后，检测光导纤维激光通过率，校调相应的治疗光照功率和时间；激光治疗仪调整完毕后伺机待用。

无论在什么时候光敏剂引起并发症或激光装置发生机械故障，事后必须立即上报各自的生产商或经销商。激光治疗前必须准备好激光光纤：柱状光纤、平切光纤和球形光纤。

（六）胃镜等检查设备准备

胃癌光动力治疗是在胃镜监视下进行的，治疗前应提前准备好胃镜，在胃镜下对肿瘤有更直观的认识，治疗时做到有的放矢，做到最大限度的消灭肿瘤细胞。纤维内窥镜属于光纤导光，因此治疗期间可用在直视下监视光动力治疗的整个过程，并根据具体情况调整光导纤维的位置；而电子内窥镜属于电子成像，激光照射时电子成像系统无法处理高强度 630 nm 红色激光，因此导致监视器上所见到的是一片白，也就无法实时监视光动力治疗的全过程，治疗过程中每隔 1 ~ 3 min 中止治疗，观察治疗部位的变化，并作相应的调整。

（七）患者的准备

患者治疗前需禁食、禁水，术前禁食、禁水 8 ~ 12 h。地西泮 10 mg 肌内注射使患者保持镇静状态。如果患者有老年病，如高血压和心脏病，或患者精神高度紧张，对治疗高度敏感，则应当行全身静脉麻醉。如果时间允许的话，可以提前 1 ~ 2 d 给患者行胃镜检查，以明确肿瘤范围和肿瘤大小，制订相应的光动力治疗计划，确定治疗方案。建立静脉通道，心电监护仪监测患者心率、呼吸、血压、心电图和血氧饱和度。静脉麻醉患者则应当在摆好体位后再行静脉麻醉。如果需要行手术或者腔镜手术则需要按照相关要求行术前准备。

（八）操作过程及技巧

1. 胃癌根治治疗

早期胃癌和癌前病变 PDT 目的是达到 CR 的效果，以保留正常胃的完整性。从而避免手术和放疗的创伤和不良反应。

患者治疗前期准备工作完成后，常规进行胃镜检查，患者取左侧卧位，常规局部麻醉后插入胃镜，见到肿瘤病变部位后定位观察并留照片。先确定肿瘤的大小和浸润范围，根据病灶的大小范围确定所用治疗光纤种类，如果面积较小，可以考虑用平切光纤，照射剂量为：100 ~ 150 mW/cm^2，照射时间 20 min 或 30 min，能量密度 120 ~ 270 J/cm^2；对于病灶较大范围的区域可用相应长度的柱状光纤，光剂量为：100 ~ 200 mW/cm^2，照射时间 10 ~ 15 min，能量密度 120 ~ 270 J/cm^2。

2. 胃癌姑息治疗

初次激光照射患者治疗前期准备工作完成后，常规进行胃镜检查，患者取左侧卧位，常规局部麻醉后插入胃镜，见到肿瘤病变部位后定位观察并留照片。先确定肿瘤的大小和浸润范围，插入相应长度的柱状光纤照射肿瘤病灶，照射剂量为：300 J/cm^2，照射时间 750 s，然后根据肿瘤范围适当补充照射剂量。

坏死组织清除初次激光照射之后，在激光有效照射范围之内的肿瘤组织坏死。为了得到较好的治疗效果，一般在初次治疗之后一定时间内（24 h 左右）清除坏死组织并进行第二次激光照射，一方面对深部肿瘤进行治疗；另一方面对局部残存的肿瘤细胞给予进一步的杀伤。因此，坏死组织的清除对于光动力治疗的临床疗效也极为重要。清除坏死组织时首先要观察肿瘤组织的外观变化。

激光重复照射目的是在首次激光照射后 24 h 进行，清除浅层坏死肿瘤组织后对其深部肿瘤组织进行照射以期达到对早期肿瘤实施根治。激光重复照射时，必须先尽可能地清除表层的坏死组织。如果坏死组织清除不彻底，则对深层肿瘤组织的治疗就达不到目的。坏死组织清除后，激光复照要根据肿瘤大小和部位的不同而确定照射剂量。对于早期肿瘤，应当以清除肿瘤达到根治为目的，复照的剂量同首次照射剂量或根据具体病灶情况适当降低光照剂量。

3. 术中 PDT

有些分期较晚的胃癌患者，要求手术治疗根治但是影像学检查又无法完全手术切除者，可以考虑手术尽可能将肉眼所见肿瘤切除后对残余病灶进行光动力治疗，清除散在残存的肿瘤细胞，从而降低肿瘤复发率、提高治愈率。术中治疗光剂量可按照食管癌外照射的光剂量，以其上限为好，一般为功率密度 150 mW/cm^2，照射时间 30 min，能量密度 270 J/cm^2。如果可能的话用球形光纤照射更好。

4. 操作技巧

在激光照射前，需要预先在胃镜下评估肿瘤的大小和范围，选择合适长度的光纤，如 1 ~ 2 cm 的类圆形病灶，可以用平切光纤，也可用 3 cm 的柱状光纤。对于面积较大的病灶，如 5 cm 病灶，可以考虑用 6 cm 柱状光纤，对于胃部大面积肿瘤也可考虑用球形光纤。在电子胃镜引导下将光纤导入需要照射的病变区，将光纤放置于肿瘤的一侧，超出肿瘤边界 1.0 ~ 1.5 cm。对于早期根治光剂量应适当偏小，而对于姑息治疗，则光剂量应足。

（九）疗效评价

1984 年 6 月，全国激光 Hp 会议制定了"PDT 疗效标准"。

1. 近期疗效标准

（1）CR：可见的肿瘤完全消失，持续 1 个月。

（2）SR：肿瘤的最大直径和其垂直直径或肿瘤高度的乘积缩小 50% 以上，并持续 1 个月。

（3）MR：肿瘤的最大直径和其垂直直径或肿瘤高度的乘积不足 50%，并持续 1 个月。

（4）NR：肿瘤无缩小或增大。

2. 中数稳定期：第一次治疗开始到病灶两径乘积增大 25%。

3. 中数治疗后生存期：第一次治疗开始到死亡或末次随诊的时间。

（十）并发症及其处理

PDT 治疗术中、术后并发症的发生就病灶而言，与病灶大小、病灶形态、病灶所在部位及其与周边组织器官的解剖关系密切相关。就治疗而言，与 PDT 治疗参数设置、照射位置、肿瘤坏死组织清除方法等有关。在进行 PDT 治疗前，应充分评估患者一般情况，局部肿瘤情况，制订相应的方案达到最大治疗效果而将风险降至最低。

1. 光过敏反应

光过敏是光动力治疗的最常见并发症，患者在光动力治疗后 4 周内暴露于太阳光下，即可发生光过敏现象，其严重程度因人而异。暴露于阳光下的皮肤明显红肿，部分人有皮肤瘙痒的感觉，持续时间为 5 ～ 10 d。光过敏的处理可按普通药物过敏来处理，一般给予抗过敏药物口服、葡萄糖酸钙和激素都可改善症状，3 ～ 5 d 可恢复正常。对于光过敏的预防关键在于避光。

2. 疼痛

PDT 治疗的常见并发症。胃癌治疗后 30% ～ 40% 出现胸骨后或上腹部疼痛。疼痛的原因早期是治疗区域组织反应性充血水肿，后期则可能是肿瘤组织坏死脱落后合并局部炎性反应所致。对面积比较大的病灶，PDT 治疗后一般都给予皮质醇激素减轻水肿反应。止痛药物可根据患者 NRS 评分给予不同阶梯的镇痛药物。

3. 发热

常为低热，与肿瘤组织坏死引起的全身炎症反应有关，一般不需要特殊处理，必要时给予对症处理，如物理降温、口服解热镇痛药等。若发热持续不退，则应考虑是否合并感染，查血常规、降钙素原等实验室指标，必要时使用抗生素治疗。

4. 穿孔

当溃疡型胃癌如果肿瘤侵犯胃壁全层时，PDT 治疗后疗效好，导致肿瘤组织完全坏死脱落，便可发生穿孔。因此，术前需明确肿瘤侵犯深度及其毗邻关系，并避免照射剂量过大，这对防止穿孔的发生非常重要。一旦发生需要手术治疗。

5. 出血

在 PDT 治疗过程中，可能由于不同的原因而引起出血。清除坏死组织时若钳破血管可引起出血。若发生出血，可以给予止血药物止血，若继续出血可以在内窥镜下套扎、烧灼或者手术结扎血管止血。对于晚期食管癌患者，如果肿瘤浸润大血管壁，PDT 后肿瘤可能发生大出血，一旦发生则可危及生命。必要时需外科介入。

（十一）诱发心脏疾病和脑血管意外

胃癌 PDT 治疗时有可能诱发心脏病发作，如心律失常、心力衰竭等。因此，术前做好病史采集和预防工作特别重要。一旦发生心脏疾病，则应需请心内科专家处理。如果 PDT 后诱发脑血管意外，则需及时请专科医师紧急处理。

（蔡晓军　李黎波）

参考文献

1. OINUMA T，NAKAMURA T，NISHIWAKI Y. Report on the national survey of photodynamic therapy（PDT）for gastric cancer in Japan（a secondary publication）. Laser Ther，2016，25（2）：87-98.

2. KORSAK B，ALMEIDA G M，ROCHA S，et al. Porphyrin modified trastuzumab improves efficacy of HER2 targeted photodynamic therapy of gastric cancer. Int J Cancer，2017，141（7）：1478-1489.

3. CHEN J J，GAO L J，LIU T J. Photodynamic therapy with a novel porphyrin-based photosensitizer against human gastric cancer. Oncol

Lett，2016，11（1）：775-781.

4. TSUJIMOTO H，MORIMOTO Y，TAKAHATA R，et al. Photodynamic therapy using nanoparticle loaded with indocyanine green for experimental peritoneal dissemination of gastric cancer. Cancer Sci，2014，105（12）：1626-1630.

5. HINO H，MURAYAMA Y，NAKANISHI M，et al. 5-Aminolevulinic acid-mediated photodynamic therapy using light-emitting diodes of different wavelengths in a mouse model of peritoneally disseminated gastric cancer. J Surg Res，2013，185（1）：119-126.

6. CHEN J J，WEI W，JI A F，et al. A new photodynamic therapy drug toward gastric cancer MGC803 cell. Zhonghua Wei Chang Wai Ke Za Zhi，2012，15（12）：1291-1295.

三、直肠肿瘤

（一）适应证

1. 直肠癌根治治疗一般是指经光动力治疗后局部肿瘤病灶可以达到 CR 的效果。

（1）直肠癌原位癌和 T_1 患者。

（2）手术后局部复发或者经过微创治疗后局部复发的表浅直肠肿瘤。

2. 直肠癌姑息治疗一般指经光动力治疗以改善患者生存质量为目的。

（1）多用于肿瘤巨大导致直肠狭窄肠梗阻，常规治疗手段无法控制。

（2）放化疗后肿瘤复发肠梗阻者。

（3）不适宜手术放疗的老年直肠癌患者。

3. 术中光动力治疗，对于肿瘤分期较晚直肠癌患者，又要求手术治疗，影像学检查考虑无法完全手术切除者，可以考虑手术将肿瘤切除后对残余病灶进行光动力治疗，降低肿瘤复发

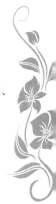

率、提高治愈率。

（二）禁忌证

1. 对光敏剂过敏患者。

2. 严重心肺功能不全，有严重高血压、心脏病病史患者。

3. 明显的凝血功能障碍。

4. 原有 Hp 病或其他因光而加重的疾病，如系统性红斑狼疮、皮肌炎等。

5. 溃疡型病灶并出血或估计病灶坏死后容易发生穿孔者。

6. 伴全身急性感染或其他系统严重疾病者。

7. 患者属于恶病质状态，预计生存期小于 3 个月。

8. 现在正在用光敏剂进行治疗或放疗的患者。

9. 光纤无法到达部位的肿瘤。

10. 腹膜反折以上直肠肿瘤。

（三）常规术前检查和准备

1. 临床资料

（1）内窥镜检查：2 周以内的肠镜检查，有条件需做超声内窥镜检查，明确肿瘤的位置、大小、形态、厚度、梗阻情况及周围淋巴结转移情况等。

（2）影像学检查：X 线造影，内窥镜不能通过的病灶，需要做造影以明确肿瘤长度、梗阻情况、是否有瘘等；CT/MR 检查，有助于肿瘤分期和了解治疗位置的肿瘤侵犯范围、肿瘤厚度、肿瘤与毗邻脏器的关系等；骨扫描检查，明确全身有无骨转移情况；必要时行全身 PET/CT 检查。

（3）实验室检查：血常规检查、肝肾功能检查、电解质检查、凝血功能检查、肿瘤标志物检查等。

（4）功能检查：心电图检查、超声心动图检查、肺功能检查等。

2. 手术室配备与急救物品

手术室配备吸氧、吸痰装置，备有简易呼吸球囊、胸腔闭式引流包等。

（四）术前准备注意事项

1. 知情同意及告知：告知患者及其家属 PDT 治疗的过程、术中及术后的风险及并发症、预后及随访情况。告知该项治疗的优缺点及其他可选择的治疗方案，取得患者及其家属的同意，并签署知情同意书。着重对患者进行避光宣教：告知其避光的时间及程度。给药第 1 周时患者的皮肤和眼睛对光线十分敏感，此时需严格避光，以防不良事件的发生。

需留在室内至少 1 个月，室内可使用日光灯照明，可以观看电视，最好戴墨镜。第 3 ~ 第 4 周患者皮肤对光线还有一定的敏感性，需避免强烈阳光直射和室内强光照明。患者可以在夜晚或早上太阳未出来之前外出活动。如必须白天去户外，建议其阴天出行，或避开 10：00 ~ 14：00 光线最强时段。患者需戴上墨镜（＜ 4% 透光率）、手套、宽边帽，穿长袖衬衫、长裤和袜子。此期间建议患者要避免明亮的光线，如阅读灯的照射，尽管普通室内光线不是有害的，但天窗直接照射的光线也应该避免，需要挂窗帘或躲避在阴影内。

30 d 后，建议患者进行光敏感试验，把他们的手放在一个有直径 2 cm 的洞的纸袋内，暴露在阳光下照射 10 min；如果在 24 h 内出现肿胀，发红或水泡，则患者应继续避光直到 2 周之后，再进行重新测试；如果在 24 h 内没有任何反应发生，患者可逐渐恢复接触阳光。可尝试第 1 天暴露于光照下 10 min，如没问题，可逐步增加暴露时间。初期建议避开阳光最强时段。至少 3 个月不要进行日光浴或使用太阳灯或日光浴床。还需避免眼部检查。

2.病房要求：病房内避免太阳光直射入内，可采用日光灯照明。

3.患者注射光敏剂后需待在房内，医师应密切注意观察病情变化。

4.患者注射光敏剂 40～50 h 后做 PDT。

5.医务人员在操作过程中需佩戴防护眼镜。

（五）光敏剂输注及 PDT 设备调试

1.光敏剂滴注

（1）Photofrin$^®$（冻干粉剂）按照 2 mg/kg 加入 5% 葡萄糖液体中，按 2.5 mg/mL 比例浓度配液体，并在 1 h 内滴注完毕，48 h 后肿瘤部位激光照射治疗；72～96 h 行第 2 次激光照射治疗。

（2）喜泊分$^®$ 国产光敏剂（重庆迈乐，液体，低温保存）用前需常规作皮试，无过敏现象则按照 2～3 mg/kg 加入 250 mL 生理盐水中，在 1 h 内滴注完毕。滴注过程中严密观察患者的血压脉搏，有个别患者可能出现血压偏低现象。48 h 后肿瘤部位激光照射治疗；72～96 h 行第 2 次激光照射治疗。

2.激光设备及调试

在注射光敏剂前，必须进行激光硬件的日常检查（外观检查、运行检查）。光动力激光治疗前一定要先调试仪器，以免治疗时开机仪器失灵，无法进行正常的激光照射治疗，使患者注射的光敏剂浪费，并失去宝贵的治疗机会。以 DIOMED 630 nm 光动力激光治疗仪为例，连接相应治疗光纤，插入钥匙，正常开机，仪器自检；自检完毕后，检测光导纤维激光通过率，校调相应的治疗光照功率和时间；激光治疗仪调整完毕后伺机待用。

无论在什么时候光敏剂引起并发症或激光装置发生机械故

障，事后必须立即上报各自的生产商或经销商。激光治疗前必须准备好激光光纤：柱状光纤、平切光纤和球形光纤。

（六）肠镜等检查设备准备

直肠癌光动力治疗是在肠镜下进行的，治疗前应提前准备好肠镜，在肠镜下对肿瘤有更直观的认识，治疗时做到有的放矢，做到最大程度的消灭肿瘤细胞。纤维内窥镜属于光纤导光，因此治疗期间可用在直视下监视光动力治疗的整个过程，并根据具体情况调整光导纤维的位置；而电子内窥镜属于电子成像，激光照射时电子成像系统无法处理高强度 630 nm 红色激光，因此导致监视器上所见到的是一片白，也就无法实时监视光动力治疗的全过程，治疗过程中每隔 1 ~ 3 min 中止治疗，观察治疗部位的变化，并作相应的调整。

（七）患者的准备

患者肠镜诊疗前必须先排便清理肠道。可用复方聚乙二醇电解质散 137.12 g 温水冲服。患者治疗前需禁食、禁水，术前禁食、禁水 8 ~ 12 h。地西泮 10 mg 肌内注射使患者保持镇静状态。如果患者有老年病，如高血压和心脏病，或患者精神高度紧张，对治疗高度敏感，则应当行全身静脉麻醉。如果时间允许的话，可以提前 1 ~ 2 d 给患者行肠镜检查，以明确肿瘤范围和肿瘤大小，制订相应的光动力治疗计划，确定治疗方案。建立静脉通道，心电监护仪监测患者心率、呼吸、血压、心电图和血氧饱和度。静脉麻醉患者则应当在摆好体位后再行静脉麻醉。如果需要行手术或者腔镜手术则需要按照相关要求行术前准备。

（八）操作过程及技巧

1. 直肠癌根治治疗

早期直肠癌 PDT 目的是达到 CR 的效果，以保留正常肠的

完整性。从而避免手术和放疗的创伤和不良反应。

患者治疗前期准备工作完成后，常规进行肠镜检查，患者取左侧卧位，常规局部麻醉后插入肠镜，见到肿瘤病变部位后定位观察并留照片。先确定肿瘤的大小和浸润范围，根据病灶的大小范围确定所用治疗光纤种类，如果面积较小，可以考虑用平切光纤，照射剂量为：$100 \sim 150 \ mW/cm^2$，照射时间 20 或 30 min，能量密度 $120 \sim 270 \ J/cm^2$；对于病灶较大范围的区域可用相应长度的柱状光纤，光剂量为：$100 \sim 200 \ mW/cm^2$，照射时间 $10 \sim 15$ min，能量密度 $120 \sim 270 \ J/cm^2$。

2. 直肠癌姑息治疗

初次激光照射患者治疗前期准备工作完成后，常规进行肠镜检查，患者取左侧卧位，常规局部麻醉后插入肠镜，见到肿瘤病变部位后定位观察并留照片。先确定肿瘤的大小和浸润范围，插入相应长度的柱状光纤照射肿瘤病灶，照射剂量为：$300 \ J/cm^2$，照射时间 750 s，然后根据肿瘤范围适当补充照射剂量。

坏死组织清除初次激光照射之后，在激光有效照射范围之内的肿瘤组织坏死。为了得到较好的治疗效果，一般在初次治疗之后一定时间（24 h 左右）清除坏死组织并进行第二次激光照射，一方面对深部肿瘤进行治疗；另一方面对局部残存的肿瘤细胞给予进一步的杀伤。因此，坏死组织的清除对于光动力治疗的临床疗效也极为重要。清除坏死组织时首先要观察肿瘤组织的外观变化。

激光重复照射目的是在首次激光照射后 24 h 左右进行，清除浅层坏死肿瘤组织后对其深部肿瘤组织进行照射，以期达到对早期肿瘤实施根治。激光重复照射时，必须先尽可能地清除表层的坏死组织。如果坏死组织清除不彻底，则对深层肿瘤组织的治疗就达不到目的。坏死组织清除后，激光复照要根据肿瘤大小和部位的不同而确定照射剂量。对于早期肿瘤，应当以清除肿瘤达到根治为目的，复照的剂量同首次照射剂量或者根据具体病灶情况适当降低光照剂量。

3. 术中 PDT

有些分期较晚的直肠癌患者，要求手术治疗根治，但是影像学检查又无法完全手术切除者，可以考虑手术尽可能将肉眼所见肿瘤切除后对残余病灶进行光动力治疗，清除散在的残存的肿瘤细胞，从而降低肿瘤复发率、提高治愈率。术中治疗光剂量可按照外照射的光剂量，以其上限为好，一般为功率密度 150 mW/cm^2，照射时间约 30 min，能量密度 270 J/cm^2。如果可能的话用球形光纤照射更好。

4. 操作技巧

在 PDT 激光治疗前，一定要先调试激光治疗仪，将其设定在启动状态，以备激光治疗。在激光照射前，需要预先在肠镜下评估肿瘤的大小和范围，选择合适长度的光纤，如 1 ~ 2 cm 的类圆形病灶，可以用平切光纤，也可用 3 cm 的柱状光纤，对于面积较大的病灶，如 5 cm 病灶，可以考虑用 6 cm 柱状光纤，对于术中大面积范围也可考虑用球形光纤。如果患者已经出现因直肠肿瘤腔内生长导致肠梗阻，无法排便、排气，可先行盆腔增强 CT 检查，确定肿瘤大小和范围，然后在肠镜监视下试探能否沿肿瘤缝隙插入光纤，如果光纤能够顺利通过狭窄段，就有可能行 PDT 治疗，然后按照常规 PDT 步骤操作即可。

（九）疗效评价

1984 年 6 月，全国激光血卟啉会议制定了"PDT 疗效标准"。

1. 近期疗效标准

（1）CR：可见的肿瘤完全消失，持续 1 个月。

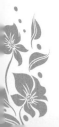

（2）SR：肿瘤的最大直径和其垂直直径或肿瘤高度的乘积缩小 50% 以上，并持续 1 个月。

（3）MR：肿瘤的最大直径和其垂直直径或肿瘤高度的乘积不足 50%，并持续 1 个月。

（4）NR：肿瘤无缩小或增大。

2. 中数稳定期：第一次治疗开始到病灶两径乘积增大 25%。

3. 中数治疗后生存期：第一次治疗开始到死亡或末次随诊的时间。

（十）并发症及其处理

PDT 治疗术中、术后并发症的发生就病灶而言，与病灶大小、病灶形态、病灶所在部位及其与周边组织器官的解剖关系密切相关。就治疗而言，与 PDT 治疗参数设置、照射位置、肿瘤坏死组织清除方法等有关。在进行 PDT 治疗前，应充分评估患者一般情况，局部肿瘤情况，制订相应的方案达到最大治疗效果而将风险降至最低。

1. 光过敏反应

光过敏是光动力治疗的最常见并发症，患者在光动力治疗后 4 周内暴露于太阳光下，即可发生光过敏现象，其严重程度因人而异。暴露于阳光下的皮肤明显红肿，部分人有皮肤瘙痒的感觉，持续时间为 5 ~ 10 d。光过敏的处理可按普通药物过敏来处理，一般给予抗过敏药物口服、葡萄糖酸钙和激素都可改善症状，3 ~ 5 d 可恢复正常。对于光过敏的预防关键在于避光。

2. 疼痛

PDT 治疗的常见并发症。肠癌治疗后 30% ~ 40% 出现胸骨后或上腹部疼痛。疼痛的原因早期是治疗区域组织反应性充血水肿，后期则可能是肿瘤组织坏死脱落后合并局部炎性反应所致。对面积比较大的病灶，PDT 治疗后一般都给予皮质醇激素减轻水肿反应。止痛药物可根据患者 NRS 评分给予不同阶梯的镇痛药物。

3. 发热

常为低热，与肿瘤组织坏死引起的全身炎症反应有关，一般不需要特殊处理，必要时给予对症处理，如物理降温、口服解热镇痛药等。若发热持续不退，则应考虑是否合并感染，查血常规、降钙素原等实验室指标，必要时使用抗生素治疗。

4. 直肠瘘

当溃疡型肠癌如果肿瘤侵犯肠壁全层时，PDT 治疗后疗效好，导致肿瘤组织完全坏死脱落，便可发生直肠瘘。因此，术前需明确肿瘤侵犯深度及其毗邻关系，并避免照射剂量过大，这对防止穿孔的发生非常重要。一旦发生需要手术治疗。

5. 出血

在 PDT 治疗过程中，可能由于不同的原因而引起出血。清除坏死组织时若钳破血管可引起出血。若发生出血，可以给予止血药物止血，若继续出血可以在内窥镜下套扎、烧灼或者手术结扎血管止血。对于晚期直肠癌患者，如果肿瘤浸润大血管壁，PDT 后肿瘤可能发生大出血，一旦发生则可危及生命。必要时需外科介入。

6. 诱发心脏疾病和脑血管意外

肠癌 PDT 治疗时有可能诱发心脏病发作，如心律失常、心力衰竭等。因此，术前做好病史采集和预防工作特别重要。一旦发生心脏疾病，则应需请心内科专家处理。如果 PDT 后诱发脑血管意外，则需及时请专科医师紧急处理。

（蔡晓军　李黎波）

参考文献

1. 王鹏,熊力,雷振东,等.结直肠癌的光动力治疗进展.激光生物学报, 2015,24(6):495-499.

2. 骆莉萍,娄继滨,游红杏.不同光敏剂诱导的光动力疗法在结直肠 癌治疗中应用效果.中华实用诊断与治疗杂志,2017,31(10): 1014-1016.

3. 曾嘉,梅世文,邹博远,等.胃肠道肿瘤的光动力治疗及其进展. 中国普通外科杂志,2017,26(6):795-800.

4. 阴慧娟,高浩,王超,等.光动力疗法治疗兔原位直肠癌的疗效和 不良反应的实验研究.中国激光医学杂志,2014,23(5):252.

5. SHI X F, JIN W D, GAO H, et al. A suppository kit for metronomic photodynamic therapy: the elimination of rectal cancer in situ. J Photochem Photobiol B, 2018, 181: 143-149.

6. KUMAR B, MURALI A, BHARATH A B, et al. Guar gum modified upconversion nanocomposites for colorectal cancer treatment through enzyme-responsive drug release and NIR-triggered photodynamic therapy. Nanotechnology, 2019, 30(31): 1-45.

7. IBRAHIM K M, PERRY S L, THOMAS M, et al. Inhibiting ABCG2 could potentially enhance the efficacy of hypericin-mediated photodynamic therapy in spheroidal cell models of colorectal cancer. Photodiagnosis Photodyn Ther, 2018, 221-229.

8. PENG C L, LIN H C, CHIANG W L, et al. Anti-angiogenic treatment (Bevacizumab) improves the responsiveness of photodynamic therapy in colorectal cancer. Photodiagnosis Photodyn Ther, 2018, 23: 111-118.

9. KAWCZYK-KRUPKA A, BUGAJ A M, LATOS W, et al. Photodynamic therapy in colorectal cancer treatment: the state of the art inclinical trials. Photodiagnosis Photodyn Ther, 2015, 12(3): 545-553.

第四节 肿瘤介入光动力治疗操作规范

一、肝脏肿瘤

（一）适应证

1. 患者不愿手术的小肝癌。

2. 各种原因不能手术切除的原发性肝癌，直径小于 5 cm，数目少于 3 个的肝癌患者。

3. 手术未切除或术后复发性肝癌。

4. 年老体弱不宜手术的肝癌。

5. 胃肠、乳房、肺及子宫等癌肿并肝转移灶，其转移灶直径小于 5 cm 且数目少于 3 个的肝癌患者。

（二）禁忌证

1. 有证据证明肿瘤已广泛转移者。

2. 严重出血倾向，肿瘤伴发急性胰腺炎、腹膜炎患者。

3. 严重心、肺、肾功能不全，恶病质，不能承受光动力治疗的患者。

4. 术前 1 周内血常规检查血红蛋白 < 70 g/L 或血小板计数 < 80×10^9/L 者。

5. 术前门静脉系统受侵犯并发门静脉主干闭塞合并门静脉高压和大量腹水者。

6. 胆道梗阻、胆红素升高 ≥ 40 μmol/L 者。

7. 卟啉病或对光敏剂过敏者。

（三）术前准备

1. 一般准备

肝脏恶性肿瘤（包括肝原发肿瘤、胆管细胞癌及转移瘤）患者，特别是肝门部肿瘤易引起黄疸，因此对黄疸时间长，肝功能较差的患者术前经皮肝穿胆道引流是必要的，协同药物保肝治疗，短时间内可恢复肝功能至可承受麻醉、手术水平。梗阻性黄疸常常出现维生素 K$_3$ 缺乏，患者凝血因子缺乏，手术过程中易出血，因此术前应给予补充。术前 48 h 避光缓慢静脉滴入光敏剂，剂量为 1.5 ～ 2.5 mg/kg，术前 4 h 禁食、禁水。

2. 影像及血液学检查

影像学准备：①术前 1 个月内行腹部增强 CT 或 MRI 检查，详细了解病灶及其周围结构情况；②必要时可行 PET/CT 检查；③普通心电图、X 线、超声心动图检查。

血液学检查：术前血常规、凝血功能、血生化、肿瘤标志物等相关血液学基线检查。

3. 知情同意及告知

告知患者及其家属 PDT 治疗的过程、术中及术后的风险及并发症、预后及随访情况。告知该项治疗的优缺点及其他可选择的治疗方案，取得患者及其家属的同意并签署治疗知情同意书。

（四）操作过程

经前期完善术前准备后，患者进入 CT 手术室，开通静脉通路，连接心电监护监测生命体征。根据术前患者影像学资料选取适合体位，穿刺部位皮肤放置定位器行 CT 平扫，根据扫描图像制订穿刺计划，即进针点、进针针数、深度、方向，测量每针的治疗长度等，要求平行进针，针间距为 1.0 ～ 1.5 cm，所布针数以照射范围覆盖整个病灶外扩 0.5 cm 为原则。标记皮肤穿刺点后局部消毒、铺巾，穿刺点麻醉，依据穿刺计划，进行穿刺，危险区域可行逐步进针法。重复扫描 CT，确认穿刺针到位后，经穿刺针送入光纤，将光纤送至穿刺针针尖部，留置光纤，根据治疗计划中每针的治疗长度，回撤穿刺针，再次 CT 扫描确认光纤位置准确后，行 630 nm 激光照射治疗，功率为 0.3 ～ 1.0 W，每 1 cm 有效照射能量为 40 ～ 60 J（可根据光纤有效照射长度设定输出功率，如光纤有效照射长度为 5 cm，则可设定输出功率为 1 W，若照射时间为 300 s，则平均每 1 cm 有效照射能量为 60 J，总能量为 300 J）。总照射能量根据病灶大小而定，若输出功率较大时，可间断照射，避免光纤损坏。治疗结束可将穿刺针与光纤同时撤出，之后 CT 扫描，评估治疗范围及有无出血等并发症。若无明显并发症，患者返回病房。

（五）术后处理

经皮肝穿刺肝肿瘤光动力治疗术后无特殊处理，若经肺穿刺肝肿瘤光动力消融治疗时观察有无迟发性气胸，可给予心电监护 24 h，生命体征平稳，患者无明显临床症状可正常活动、进食。

（六）并发症及处理

少量出血（＜ 50 mL）、疼痛、发烧等并发症临床常见，表现轻微无须特殊处理多可自愈；若术后复查出血量较大和（或）腹膜炎持续加重，应请外科医师协助诊治。

光动力消融灶坏死合并感染时，可给予消炎及对症治疗，必要时行穿刺置管引流以控制感染。

若经肺穿刺时，可能出现气胸、出血、胸腔胆汁漏等并发症，若气胸＜ 30% 且患者无明显临床症状可观察，气胸＞ 30% 或患者出现胸闷、憋气症状可给予胸腔闭式引流，出血量少者给予止血等对症处理，如反复出血或出血量较大者可行 DSA 下栓塞治疗必要时外科手术；胸腔胆汁漏出现较少，量少时给予镇痛等对症治疗多可痊愈，必要时可给予置管引流治疗。

（七）复查及随访

光动力治疗后患者应在术后 1 个月、2 个月、3 个月、6 个月来院复查，行影像学和血液学检查以了解治疗效果，明确患者是否有局部肿瘤进展、复发、转移等情况，之后的 2 年内每 3 ~ 6 个月复查 1 次。

（胡效坤 李 伟）

参考文献

1. JERMYN M，DAVIS S C，DEHGHANI H，et al. CT contrast predicts pancreatic cancer treatment response to verteporfin-based photodynamic therapy. Phys Med Biol，2014，59（8）：1911-1921.

2. JAYAKUMAR M K G，BANSAL A，HUANG K，et al. Near-infrared-light-based nano-platform boosts endosomal escape and controls gene knockdown in vivo. ACS Nano，2014，8（5）：4848-4858.

3. 李亚楠，王怡乔，潘铁成，等.肿瘤光动力疗法——作用机制.中国激光医学杂志，2014，23（1）：39-48.

4. SWEETMAN S C.马丁代尔药物大典.37版.北京:化学工业出版社，2014，747.

5. JAYAKUMAR M K，BANSAL A，LI B N，et al. Mesoporous silica-coated upconversion nanocrystals for near infrared light-triggered control ofgene expression in zebrafish. Nanomedicine，2015，10（7）：1051-1061.

6. CHOI J H，OH D，LEE J H，et al. Initial human experience of endoscopic ultrasound-guided photodynamic therapy with a novel photosensitizerand a flexible laser-light catheter. Endoscopy，2015，17（11）：1035-1038.

7. 胡继辉，王倩情，张勇，等.个体化精准抗癌光动力疗法综述.中国医疗设备，2016，31（6）：19-24.

8. HUANG H C，MALLIDI S，LIU J，et al. Photodynamic therapy synergizes with irinotecan to overcome compensatory mechanisms and improve treatment outcomes in pancreatic cancer. Cancer Res，2016，

76（5）：1066-1077.

9. AMRHEIN T J，JOSHI A B，KRANZ P G. Technique for CT fluoroscopy guided lumbar medial branch blocks and radiofrequency ablation. Am J Roentgenol，2016，207（3）：631-634.

10. STEMKENS B，TIJSSEN RH，DE SENNEVILLE B D，et al. Image-driven，model-based 3D abdominal motion estimation for Mr-guided radiotherapy. Phys Med Biol，2016，61（14）：5335-5355.

11. 王朗，杨汉丰．影像学引导下光动力治疗胰腺癌．中华临床医师杂志（电子版），2017，11（8）：1436-1439.

二、胰腺肿瘤

（一）适应证

1. 预计生存期＞3个月，不能手术切除者，KPS评分＞50。

2. 病理诊断明确的临床美国癌症联合委员会（American Joint Committee on Cancer，AJCC）分期（第8版）为Ⅱ期和Ⅲ期中的 T4N0M0 的胰腺恶性肿瘤患者（局域性淋巴结转移不超过3枚），初治、复治患者均可。

3. 不愿意和（或）因其他伴随疾病不能接受根治性手术者。

4. 肿瘤大小（术前增强CT/MRI扫描横轴位最大径测量）≤5.0 cm。

5. 预计生存期小于3个月，为缓解持续性上腹及腰背部疼痛可慎重选择本治疗。对于原发肿瘤最大直径＞5.0 cm 者应慎重选择本治疗。

（二）禁忌证

1. 有证据证明肿瘤已广泛转移者。

2. 严重出血倾向，肿瘤伴发急性胰腺炎、腹膜炎患者。

3. 严重心、肺、肾功能不全，恶病质，不能承受光动力治疗的患者。

4. 术前 1 周内血常规检查血红蛋白＜ 70 g/L 或血小板计数＜ 80×10^9/L 者。

5. 术前门静脉系统受侵犯并发门静脉主干闭塞合并门静脉高压和大量腹水者。

6. 胆道梗阻、胆红素升高 ≥ 40 μmol/L 者。

7. 卟啉病或对光敏剂过敏者。

（三）术前准备

1. 心理准备

胰腺癌多为晚期患者，患者及其家属心理刺激较大，呈现焦虑、恐惧、压抑等心态，光动力治疗是一较新技术，有可能加重了患者及其家属的心理负担。针对患者及其家属的顾虑应向其详细说明本疗法的治疗原理、操作过程、优势、辅助治疗、随访等诊疗过程，使患者及其家属以积极的心态接受治疗。

2. 一般状态准备

胰腺癌患者出现梗阻性黄疸比例较高，因此对黄疸时间长、肝功能较差的患者术前经皮肝穿胆道引流是必要的，协同药物保肝治疗，短时间内可恢复肝功能至可承受麻醉、手术水平。梗阻性黄疸常出现维生素 K_3 缺乏，患者凝血因子缺乏，手术过程中易出血，因此术前应给予补充。

术前 3 d 应用肠道消炎药，术前 48 h 避光缓慢静脉滴入光敏剂，剂量为 1.5 ～ 2.5 mg/kg，术前 24 h 禁食水，必要时行胃肠减压，并应用抑制胃酸药物及抑制胰酶分泌药物，术前 6 ～ 12 h 清洁肠道，手术前 30 min 静脉注射抗生素 1 次。

3. 影像及血液学检查

影像学准备：①术前 1 个月内行腹部增强 CT 或 MRI 检查，

详细了解病灶及其周围结构情况；②必要时可行 PET/CT 检查；③普通心电图检查、X 线检查、超声心动图检查。

血液学检查：术前血常规、凝血功能、血生化、肿瘤标志物等相关血液学基线检查。

4. 知情同意及告知

告知患者及其家属 PDT 治疗的过程、术中及术后的风险及并发症、预后及随访情况。告知该项治疗的优缺点及其他可选择的治疗方案，取得患者及其家属的同意并签署治疗知情同意书。着重对患者进行避光宣教：告知其避光的时间及程度，避免直接暴露在阳光下的一切可能。

（四）操作过程

经前期完善术前准备后，患者进入 CT 手术室，开通静脉通路，连接心电监护监测生命体征。根据术前患者影像学资料选取适合体位，穿刺部位皮肤放置定位器行 CT 平扫，根据扫描图像制订穿刺计划：即进针点、进针数、深度、方向，测量每针的治疗长度等。要求平行进针，针间距为 1.0 ～ 1.5 cm，所布针数以照射范围覆盖整个病灶外扩 0.5 cm 为原则。标记皮肤穿刺点后局部消毒、铺巾，穿刺点麻醉，依据穿刺计划，进行穿刺，危险区域可行分步进针法。重复扫描 CT，确认穿刺针到位后，经穿刺针送入光纤，将光纤送至穿刺针尖部，留置光纤，根据治疗计划中每针的治疗长度，回撤穿刺针，再次 CT 扫描确认光纤位置准确后，给予波长为 630 nm 激光照射，功率为 0.3 ～ 1.0 W，每 1 cm 有效照射能量为 20 ～ 40 J（可根据光纤有效照射长度设定输出功率。如光纤有效照射长度为 3 cm，则可设定输出功率为 0.6 W，若照射时间为 100 s，则平均每 1 cm 有效照射能量为 20 J，总能量为 60 J）。总照射能量根据病灶大小而定，若输出功率较大时，可间断照射，避免光纤损坏。治疗结束可将穿刺针与光纤同时撤出，之后 CT 扫描，评估治疗范围及有无出血等并发症。若无明显并发症，患者返回病房。

（五）注意事项

1. 进针原则：以进针路径短、避免损伤腹部重要血管和脏器为原则，根据病灶及周围血管、器官位置制订最佳穿刺路径，必要时可经过肝脏、胃、肠道穿刺进针。

2. 进针排布：原则上平行进针，针间距 1.0 ~ 1.5 cm，以避免重复照射及照射不足。

3. 进针到病灶远端，固定光纤不动，逐步后退针，注意不要将光纤同时退出，勿使光纤打折，以免出现光照不足或局部产生热效应。切忌穿刺针前端裸露光纤情况下进针。确定光纤位置准确后行照射治疗。

（六）术后处理

穿刺路径未经过胃肠道的非开放手术术后应持续给予胃肠减压、禁食、禁水、全胃肠外营养、抑制胰酶分泌药物 72 h，之后若患者胃肠道功能恢复，饮食可由清流食逐渐过渡到普食；穿刺路径经过胃肠道的非开放手术术后还应加用抑制胃酸分泌药物，禁食、禁水时间可适当延长 5 ~ 7 d。

（七）并发症及处理

胰瘘是穿刺过程中损伤胰管所致，若引流管引流液或腹水中淀粉酶浓度大于血清淀粉酶浓度 3 倍以上，引流量每日＞50 mL，并表现出腹膜刺激征和（或）进行性腹痛和（或）经影像学证实可诊断胰瘘存在。发现并证实有胰瘘存在后应及时引流胰液，同时使用抑制胰酶分泌药物，多可治愈。穿刺过程中避免损伤主胰管是防止胰瘘的最有效手段。

少量出血（＜50 mL）、疼痛、少量气腹等并发症临床常见，表现轻微无须特殊处理多可自愈；若术后复查出血量较大和（或）腹膜炎持续加重，应请外科医师协助诊治。

胃肠道穿孔、急性胰腺炎、乳糜漏、感染等并发症临床少见，经对症治疗后一般均可治愈；若病情持续加重应请外科医师协助诊断和治疗。

（八）复查及随访

光动力治疗后患者应在术后1个月、2个月、6个月来院复查，行影像学及血液学检查以了解治疗效果，明确患者是否有局部肿瘤进展、复发、转移等情况，之后的2年内每3～6个月复查1次。

（胡效坤　李　伟）

参考文献

1. HUGGETT M T, JERMYN M, GILLAMS A, et al. Phase Ⅰ / Ⅱ study of verteporfin photodynamic therapy in locally advanced pancreatic cancer. Br J Cancer, 2014, 110（7）: 1698-1704.

2. CHOI J H, OH D, LEE J H, et al. Initial human experience of endoscopic ultrasound-guided photodynamic therapy with a novel photosensitizer and a flexible laser-light catheter. Endoscopy, 2015, 47（11）: 1035-1038.

3. 胡继辉，王倩情，张勇，等 . 个体化精准抗癌光动力疗法综述 . 中国医疗设备, 2016, 31（6）: 19-24.

4. HUANG H C, MALLIDI S, LIU J, et al. Photodynamic therapy synergizes with irinotecan to overcome compensatory mechanisms and improve treatment outcomes in pancreatic cancer. Cancer Res, 2016, 76（5）: 1066-1077.

5. AMRHEIN T J, JOSHI A B, KRANZ P G. Technique for CT fluoroscopy guided lumbar medial branch blocks and radiofrequency ablation. Am J Roentgenol, 2016, 207（3）: 631-634.

6. STEMKENS B, TIJSSEN R H, DE SENNEVILLE B D, et al.

Image-driven，model-based 3D abdominal motion estimation for mr-guidedradio therapy. Phys Med Biol，2016，61（14）：5335-5355.

7. 王朗，杨汉丰. 影像学引导下光动力治疗胰腺癌. 中华临床医师杂志（电子版），2017，11（8）：1436-1439.

第五节　妇科肿瘤光动力治疗操作规范

一、下生殖道癌前病变

（一）适应证

1. 外阴上皮内病变患者：VIN Ⅱ、VIN Ⅲ。

2. 阴道上皮内病变患者：VaIN Ⅱ、VaIN Ⅲ。

3. 子宫颈上皮内病变患者：CIN Ⅱ、CIN Ⅲ。

（二）禁忌证

1. 患有血卟啉症及其他因光而恶化的疾病。

2. 对卟啉类或对任何赋形剂过敏者。

3. 有眼科疾病在 3 个月内需要灯光检查者。

4. 妊娠期或哺乳期。

5. 伴有明显肝肾功能异常或凝血功能障碍者。

6. 患有严重未控内科合并症。

7. 有严重精神异常不能合作者。

8. 急性炎症期。

9. 一般传染病活动期。

10. 正在使用用于抗血栓、血管闭塞或血小板凝集的药物。

11. 使用皮质激素类药物治疗期间（可能降低 PDT 疗效）。

12. 使用免疫抑制或调节药物。

13. 月经期（建议月经干净 7 d 内行 PDT）。

（三）知情同意

需向患者及其家属告知接受 PDT 治疗的过程、术中及术后可能的风险及并发症、治疗效果、病变转归及治疗后随访等情况。告知该项治疗的优缺点及其他可选择的治疗方案，在充分的知情下由患者及其家属自愿确定是否选择 PDT 治疗，并签署知情同意书。

（四）用药及 PDT 治疗后注意事项

1.光敏剂注射后注意事项

（1）给药后 10 d 内，患者须待在避光房间，窗帘遮盖，灯泡的功率节能灯 ≤ 15 W 或白炽灯 ≤ 40 W，如观看电视，距离 > 2 m，并佩戴墨镜。建议尽量减少使用手机、电脑等电子产品。

（2）给药后 10 ~ 30 d，患者可在户外活动，仅限于早上太阳出来前和晚上太阳下山后，而且活动时间为循序渐进，从 30 min 开始，每天可增加 20 min。户外活动需戴眼镜、帽子，穿长袖衣裤。

（3）给药后 3 个月内，患者需避孕、避免日光浴或眼底检查。

（4）简易光敏测试方法：取一个黑色的纸袋，在纸袋上挖一个 1 cm 直径的小孔，将患者左手或者右手全部放入纸袋中，将手背皮肤放在小孔处，患者坐在靠近阳光的窗边，将放入黑纸袋的手置于阳光下照射 10 min，如果在 24 h 内出现肿胀、发红，或水泡，则患者应继续避光直到 2 周之后，再进行重新测试；如果在 24 h 内没有任何反应发生，患者可逐渐恢复接触阳光。可尝试第 1 天暴露于光照下 15 min，如没问题，可逐步增加暴露时间。初期建议避开阳光最强时段。

2.PDT 治疗后注意事项

（1）术后饮食应以丰富维生素，清淡易消化为主，忌辛辣刺激食物，忌烟酒。避免食用可能会加重光过敏反应的食物，如血制品、海带、菠菜、火龙果等，避免熬夜，注意劳逸结合，具体遵医嘱。

（2）注意个人卫生，术后 1 个月禁盆浴，内裤需单独清洗、开水烫煮、消毒水浸泡或太阳暴晒，治疗期间避免性生活。

（3）发热常为低热，与肿瘤组织坏死引起的全身炎症反应有关，一般不需要特殊处理，必要时给予对症处理，如物理降温、口服解热镇痛药等。

（4）局部反应可出现疼痛、炎症等，外阴病变治疗时可予局部吹风缓解疼痛、可抗生素预防感染。

（5）遵医嘱定期随访，不适随诊。

（五）PDT 治疗设备、光敏剂和光纤的选择

1. 设备：使用最大输出功率为 ≥ 2 W，波长为 630 nm 半导体激光光动力治疗机。

2. 光敏剂：吸收峰为 630 nm 的可用于肿瘤光动力治疗的光敏剂。喜泊分®是国内第一个批准上市用于肿瘤光动力治疗的光敏剂。

3. 光纤

（1）外阴上皮内病变：应用点状光纤、微透镜光纤和扩束光纤。

（2）阴道上皮内病变：应用点状光纤、微透镜光纤、柱状光纤和侧向光纤。

（3）宫颈上皮内病变：应用点状光纤、微透镜光纤和柱状光纤。

（六）操作过程

1. 月经干净 7 d 内治疗，术前需完善血常规、尿常规、凝血功能、肝肾功能、白带常规及心电图等检查。

2. 术前评估需治疗的病变大小、确定照射范围，并制订相应的治疗计划。

3. 静脉注射光敏剂喜泊分®需做皮试，将血卟啉注射液原液稀释至 0.01 mg/mL，0.1 mL 皮内注射，注射区避强光，15 ~ 20 min 后观察局部反应。

4.皮试阴性患者方可进行光敏剂注射，静脉滴注喜泊分®2 mg/kg。注射光敏剂48～72 h肿瘤组织与周围正常组织中药物浓度差最大，为光照射的最佳时机。术中密切监测患者生命体征、予低流量给氧，应用波长为630 nm半导体激光光动力治疗机进行照射治疗。医务人员在操作过程中必须佩戴能防护630 nm激光波长的防护眼镜。

（1）光纤选择：①外阴上皮内病变：使用合适的光纤进行照射治疗；②阴道上皮内病变：阴道侧壁病灶使用柱状光纤或侧向光纤，阴道穹隆顶端病灶使用点状光纤；③宫颈上皮内病变：先使用柱状光纤照射宫颈管，后使用点状光纤或微透镜光纤照射宫颈表面病变处；

（2）照射范围及剂量：照射范围应超过病变边缘1～2 cm，治疗区光功率密度为100～150 mW/cm²，照射时间1000 s左右（或15～20 min）[间断照光（照射5 min，间隔2～3 min）疗效明显优于持续照光，因间断照光有利于组织氧浓度的恢复，所以能提高疗效]，能量密度为100～150 J/cm²。必要时第2天再照射一次，无须再注射光敏剂，光动力照射前，需先清理治疗部位表面的坏死物，切忌过度清理，避免出血。如果出血量较多，则说明清理范围大大超出光动力治疗的深度，需立即停止。第2次照射能量以有效的肿瘤治疗为准，不超过首次照射的能量密度，切勿照射过量。

（七）随访

即刻观察病灶是否有色泽变化、水肿、坏死、表面出现白膜覆盖现象，术后24 h、2周、1个月、3～6个月观察病灶是否有组织坏死、脱落现象及恢复情况。在每次随访中，对患者进行采访和审查，记录与PDT相关的症状和不良事件，并记录检查结果。术后3～6个月及术后1年分别行HPV、TCT及外阴或阴道镜检查（HPV 及 TCT 双阴性者无须活检），连续两次复查 HPV 及 TCT 双阴性或活检病理示病变消失后每年随访一次，若病变降级为低级别上皮内病变，建议半年后复查。

（八）疗效评价：根据 HPV、TCT 及活检病理评估疗效

1. 病变转归

（1）CR：HPV 与 TCT 双阴性或活检病理证实无上皮内病变及 HPV 感染改变。

（2）PR：HPV 阳性或 TCT ≥ ASCUS，行活检病理为低级别上皮内病变或 HPV 感染改变。

（3）持续性疾病：活检病理证实仍然存在高级别上皮内病变。

（4）PD：发现浸润癌。

（5）复发：病变完全或 PR 后 6 个月后再次出现高级别病变。

2. 有效率与复发率

（1）有效率 =（CR + PR 的患者数 / 治疗患者总数）×100%。

（2）痊愈率 =（CR 的患者数 / 治疗患者总数）×100%。

（3）复发率 =（复发患者数 /CR + PR 的患者数）×100%。

（九）并发症及其处理

1. 光敏反应：一旦误接触阳光，皮肤最初主要表现为充血、红肿、辣痛，少数出现皮疹，重者可能出现脱皮、水疱，后期可出现色素沉着。应立即躲避阳光，用冷水湿敷发热红肿的部位，此后需避免阳光直射 2 周。对于出现皮疹者，可口服抗过敏药物，局部涂抹含激素类的药膏。对于明显肿胀、出现水疱者，为严重的光毒性反应，需静脉使用激素类药物、口服抗过敏药，避免接触阳光。

2. 发热：操作时注意保暖，一般治疗后 1 ~ 2 d 体温在

37 ~ 38 ℃，可能为病变坏死的吸收热，可对症退热、抗感染等治疗。

3.出血：注意光照时间及能量设定，及时止血，如压迫或使用止血药物进行止血。

4.感染：可发生急性阴道炎、急性盆腔炎等，予抗生素对症治疗。

5.疼痛：下腹隐痛一般可耐受，极少需要使用止痛药，其中年轻患者疼痛程度较年长者明显，外阴病变治疗时可外敷局麻药或对照射部位吹风帮助缓解疼痛。

6.阴道粘连：可予阴道扩张棒或壳聚糖、康妇凝胶等预防粘连。

7.远期并发症：如宫颈粘连、宫腔粘连、慢性盆腔炎、继发性不孕等。

二、外阴癌

（一）适应证

1.早期外阴癌（Ⅰ期和小病灶Ⅱ期），无法耐受手术或不接受手术治疗的患者。

2.晚期外阴癌患者的姑息治疗，手术无法完全切除或手术、放疗后局部残留或复发病灶。

3.晚期外阴癌患者先 PDT 治疗，为日后手术创造条件。

（二）禁忌证

1.患有血卟啉症及其他因光而恶化的疾病。

2.对卟啉类或对任何赋形剂过敏者。

3.有眼科疾病在 3 个月内需要灯光检查者。

4.妊娠期或哺乳期。

5.伴有明显肝肾功能异常或凝血功能障碍者。

6.患有严重未控内科并发症。

7.有严重精神异常不能合作者。

8.急性炎症期。

9.一般传染病活动期。

10.正在使用用于抗血栓、血管闭塞或血小板凝集的药物。

11.使用皮质激素类药物治疗期间（可能降低 PDT 疗效）。

12.使用免疫抑制或调节药物。

13.月经期（建议月经干净 7 d 内行 PDT）。

14.肿瘤已侵犯大血管、直肠或膀胱。

（三）知情同意：同下生殖道癌前病变。

（四）用药及 PDT 治疗后注意事项：同下生殖道癌前病变。

（五）PDT 治疗设备、光敏剂和光纤的选择

1.设备：同下生殖道癌前病变。

2.光敏剂：同下生殖道癌前病变。

3.光纤：点状光纤、微透镜光纤和扩束光纤。

（六）操作过程

1 ～ 3：同下生殖道癌前病变。

4.皮试阴性患者方可进行光敏剂注射，静脉滴注喜泊分®
2 mg/kg。注射光敏剂 48 ～ 72 h 肿瘤组织与周围正常组织中药
物浓度差最大，为光照射的最佳时机。术中密切监测患者生命
体征，应用波长为 630 nm 半导体激光光动力治疗机进行治疗
照射。医务人员在操作过程中必须佩戴能防护 630 nm 激光波
长的防护眼镜。使用合适的光纤进行照射治疗，照射范围应超
过病变边缘 1 ～ 2 cm，治疗区光功率密度为 100 ～ 150 mW/cm²，
照射时间 1000 s 左右（或 15 ～ 20 min），能量密度为 100 ～
150 J/cm²。必要时第 2 天再照射 1 次，无须再注射光敏剂，光
动力照射前，需先清理治疗部位表面的坏死物，切忌过度清理，

避免出血。如果出血量较多，则说明清理范围大大超出光动力治疗的深度，需立即停止。第 2 次照射能量以有效的肿瘤治疗为准，不超过首次照射的能量密度，切勿照射过量。

（七）随访

1. 即刻观察病灶是否有色泽变化、水肿、坏死、表面出现白膜覆盖现象，术后 24 小时、2 周、1 个月、3～6 个月观察病灶是否有组织坏死、脱落现象及恢复情况。在每次随访中，对患者进行采访和审查，记录与 PDT 相关的症状和不良事件，并记录检查结果。

2. 术后第 1 年 1～2 个月随访 1 次，第 2 年每 3 个月随访 1 次，2～4 年可每半年随访 1 次，5 年及 5 年以后每年随访 1 次。

（八）疗效评价

1. 近期疗效标准（PDT 治疗后 1 个月）

（1）CR：癌变完全消失，活检病理未见肿瘤细胞。

（2）PR：癌变的长度与厚度的乘积较治疗前缩小≥ 30%，活检病理仍有肿瘤细胞。

（3）SD：既没缓解，也没进展，活检病理仍有肿瘤细胞。

（4）PD：癌变范围超过原病灶区，活检有肿瘤细胞。

2. 远期疗效

（1）OS：从治疗开始到因任何原因引起死亡的时间。

（2）PFS：从治疗开始到肿瘤进展或死亡的时间。

（九）并发症及其处理

1. 光敏反应：一旦误接触阳光，皮肤最初主要表现为充血、红肿、辣痛，少数出现皮疹，重者可能出现脱皮、水疱，后期可出现色素沉着。应立即躲避阳光，用冷水湿敷发热红肿的部位，此后需避免阳光直射 2 周。对于出现皮疹者，可口服抗过敏药物，局部涂抹含激素类的药膏。对于明显肿胀、出现水疱者，为严重的光毒性反应，需静脉使用激素类药物、口服抗过敏药，避免接触阳光。

2. 发热：操作时注意保暖，一般治疗后 1 ~ 2 d 体温在 37 ~ 38 ℃，可能为病变坏死的吸收热，可对症退热、抗感染等治疗。

3. 出血：注意光照时间及能量设定，及时止血，如压迫或使用止血药物进行止血。

4. 感染：可发生急性阴道炎、急性盆腔炎等，予抗生素对症治疗。

5. 疼痛：下腹隐痛一般可耐受，极少需要使用止痛药，其中年轻患者疼痛程度较年长者明显，外阴病变治疗时可外敷局麻药或对照射部位吹风帮助缓解疼痛。

6. 器官损失：极少出现瘘的发生，及时进行损伤修补，选择患者行 PDT 需严格把握适应证及禁忌证。

7. 远期并发症：如慢性盆腔炎等。

三、阴道癌

（一）适应证

1. 早期外阴癌（T1N0M0）患者，无法耐受手术或不接受手术治疗的患者。

2. 晚期外阴癌患者的姑息治疗，手术无法完全切除或手术、放疗后局部残留或复发病灶。

3. 晚期外阴癌患者先 PDT 治疗，为日后手术创造条件。

（二）禁忌证：同外阴癌。

（三）知情同意：同下生殖道癌前病变。

（四）用药及 PDT 治疗后注意事项：同下生殖道癌前病变。

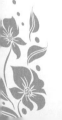

（五）PDT 治疗设备、光敏剂和光纤的选择

1. 设备：同下生殖道癌前病变。

2. 光敏剂：同下生殖道癌前病变。

3. 光纤：点状光纤、柱状光纤、微透镜光纤和侧向光纤。

（六）操作过程

1 ～ 3：同下生殖道癌前病变。

4. 同外阴癌。

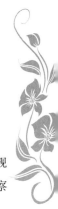

（七）随访

1. 即刻观察病灶是否有色泽变化、水肿、坏死、表面出现白膜覆盖现象，术后 24 小时、2 周、1 个月、3 ～ 6 个月观察病灶是否有组织坏死、脱落现象及恢复情况。在每次随访中，对患者进行采访和审查，记录与 PDT 相关的症状和不良事件，并记录检查结果。

2. 术后第 1 年 1 ～ 2 个月随访 1 次，第 2 年每 3 个月随访 1 次，2 ～ 4 年可每半年随访 1 次，5 年及以后每年随访 1 次。

（八）疗效评价：同外阴癌。

（九）并发症及其处理

1. 光敏反应：一旦误接触阳光，皮肤最初主要表现为充血、红肿、辣痛，少数出现皮疹，重者可能出现脱皮、水疱，后期可出现色素沉着。应立即躲避阳光，用冷水湿敷发热红肿的部位，此后需避免阳光直射 2 周。对于出现皮疹者，可口服抗过敏药物，局部涂抹含激素类的药膏。对于明显肿胀、出现水疱者，为严重的光毒性反应，需静脉使用激素类药物、口服抗过敏药，避免接触阳光。

2. 发热：操作时注意保暖，一般治疗后 1 ～ 2 d 体温在 37 ～ 38 ℃，可能为病变坏死的吸收热，可对症退热、抗感染等治疗。

3.出血：注意光照时间及能量设定，及时止血，如压迫或使用止血药物进行止血。

4.感染：可发生急性阴道炎、急性盆腔炎等，予抗生素对症治疗。

5.疼痛：下腹隐痛一般可耐受，极少需要使用止痛药，其中年轻患者疼痛程度较年长者明显。

6.阴道粘连：可予阴道扩张棒或壳聚糖、康妇凝胶等预防粘连。

7.器官损失：极少出现瘘的发生，及时进行损伤修补，选择患者行PDT需严格把握适应证及禁忌证。

8.远期并发症：如慢性盆腔炎等。

四、子宫颈癌

（一）适应证

1.早期子宫颈癌（ⅠA～ⅡA期），无法耐受手术或不接受手术治疗的患者。

2.晚期子宫颈癌患者的姑息治疗，手术无法完全切除或手术、放疗后局部残留或复发病灶。

3.晚期子宫颈癌患者先PDT治疗，为日后手术创造条件。

（二）禁忌证：同外阴癌。

（三）知情同意：同下生殖道癌前病变。

（四）用药及PDT治疗后注意事项：同下生殖道癌前病变。

（五）PDT治疗设备、光敏剂和光纤的选择

1.设备：同下生殖道癌前病变。

2.光敏剂：同下生殖道癌前病变。

3.光纤：点状光纤、微透镜光纤和柱状光纤。

（六）操作过程

1 ~ 3：同下生殖道癌前病变。

4.皮试阴性患者方可进行光敏剂注射，静脉滴注喜泊分®2 mg/kg。注射光敏剂48 ~ 72 h肿瘤组织与周围正常组织中药物浓度差最大，为光照射的最佳时机。术中密切监测患者生命体征，应用波长为630 nm半导体激光光动力治疗机进行治疗照射。医务人员在操作过程中必须佩戴能防护630 nm激光波长的防护眼镜。先使用柱状光纤照射宫颈管，后使用点状光纤或微透镜光纤照射宫颈表面病变处，照射范围应超过病变边缘1 ~ 2 cm，治疗区光功率密度为100 ~ 150 mW/cm²，照射时间1000 s左右（或15 ~ 20 min），能量密度为100 ~ 150 J/cm²。必要时第2天再照射1次，无须再注射光敏剂，光动力照射前，需先清理治疗部位表面的坏死物，切忌过度清理，避免出血。如果出血量较多，则说明清理范围大大超出光动力治疗的深度，需立即停止。第2次照射能量以有效的肿瘤治疗为准，不超过首次照射的能量密度，切勿照射过量。

（七）随访

1.即刻观察病灶是否有色泽变化、水肿、坏死、表面出现白膜覆盖现象，术后24小时、2周、1个月、3 ~ 6个月观察病灶是否有组织坏死、脱落现象及恢复情况。在每次随访中，对患者进行采访和审查，记录与PDT相关的症状和不良事件，并记录检查结果。

2.治疗后2年应每3 ~ 4个月随访1次，第3 ~ 第5年每6个月随访1次，第6年开始每年随访1次。

3.随访内容包括详细询问病史、盆腔检查、阴道脱落细胞学检查、胸部X线片、血常规及子宫颈鳞状细胞癌抗原（squamous cell carcinoma antigen，SCCA）、超声、CT或磁共振检查等。

（八）疗效评价：同外阴癌。

（九）并发症及其处理

1.光敏反应：一旦误接触阳光，皮肤最初主要表现为充血、红肿、辣痛，少数出现皮疹，重者可能出现脱皮、水疱，后期可出现色素沉着。应立即躲避阳光，用冷水湿敷发热红肿的部位，此后需避免阳光直射2周。对于出现皮疹者，可口服抗过敏药物，局部涂抹含激素类的药膏。对于明显肿胀、出现水疱者，为严重的光毒性反应，需静脉使用激素类药物、口服抗过敏药，避免接触阳光。

2.发热：操作时注意保暖，一般治疗后1～2d体温在37～38℃，可能为病变坏死的吸收热，可对症退热、抗感染等治疗。

3.出血：注意光照时间及能量设定，及时止血，如压迫或使用止血药物进行止血。

4.感染：可发生急性阴道炎、急性盆腔炎等，予抗生素对症治疗。

5.疼痛：下腹隐痛一般可耐受，极少需要使用止痛药，其中年轻患者疼痛程度较年长者明显。

6.阴道粘连：可予阴道扩张棒或壳聚糖、康妇凝胶等预防粘连。

7.宫颈粘连：可用扩宫棒分离粘连或壳聚糖、康妇凝胶等预防粘连。

8.器官损失：极少出现瘘的发生，及时进行损伤修补，选择患者行PDT需严格把握适应证及禁忌证。

9.远期并发症：如慢性盆腔炎、继发性不孕等。

（李瑞珍　刘昱执）

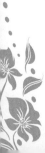

参考文献

1. 谢幸，孔北华，段涛，等.妇产科学.9版.北京：人民卫生出版社，2018，290-291.

2. GUNDERSON C C，NUGENT E K，ELFRINK S H，et a1． A contemporary analysis of epidemiology and management of vaginal intraepithelial neoplasia．Am J Obstet Gynecol，2013，208（5）：410.

3. 中国抗癌协会妇科肿瘤专业委员会.宫颈癌诊断与治疗指南（第四版）.中国实用妇科与产科杂志，2018，34（6）：613-622.

4. PARK Y K，PARK C H．Clinical efficacy of photodynamic therapy．Obstet Gynecol Sci，2016，59（6）：479-488.

5. SAKAMOTO M，OKAMOTO S，MIYAKE K，et al．Photodynamic therapy for precancer and early stage cancer of the uterine cervix with fertility preservation．Photodiagnosis Photodyn Ther，2011，8（2）：218.

6. CHOI M C，JUNG S G，PARK H，et al. Fertility preservation by photodynamic therapy combined with conization in young patients with early stage cervical cancer：a pilot study．Photodiagnosis Photodyn Ther，2014，11（3）：420-425.

7. CHOI M C，KIM M S，LEE G H，et al. Photodynamic therapy for premalignant lesions of the vulva and vagina：A long-term follow-up study. Lasers Surg Med，2015，47（7）：566-570.

8. 中国抗癌协会肿瘤光动力治疗专业委员会.呼吸道肿瘤光动力治疗临床应用中国专家共识.中华肺部疾病杂志，2019，12（4）：409-414.

第六节　颅脑肿瘤光动力治疗操作规范

一、适应证

1. 原发局灶性高级别脑胶质瘤（2~4级）。

2. 复发脑胶质瘤（单发或有卫星病灶）。

3. 各种来源引起颅内压增高的较大单发脑转移瘤。

相对适应证（以下几种疾病为相对适应证，治疗时应慎重对待，需和患者及其家属进行充分沟通）：弥漫性低级别脑胶质瘤、脑胶质瘤病、多发（多生发中心）脑胶质瘤、多发脑转移瘤等。

二、禁忌证

1. 光敏剂过敏者。

2. 严重凝血功能障碍者。

3. 严重心脑血管疾病患者，尤其急性期患者。

4. 多脏器衰竭、终末期患者。

5. 孕妇慎用：Photofrin® 被认为是妊娠风险 C 级（毒性、无致畸）的药物，具有非透析性。

三、术前准备

1. 知情同意及告知：告知患者及其家属 PDT 治疗的过程、术中及术后的风险及并发症、预后、随访情况。告知该项治疗的优缺点及其他可选择的治疗方案，取得患者及其家属的同意。

2. 避光护理

（1）避光时间：从开始应用光敏剂之前准备好避光的房间，

直到光敏剂排泄完为止，理论上应该处于暗室中，避免光线照射。不同光敏剂其避光时间不同：血卟啉甲醚 1 ~ 2 周、其他 HpD（Photosan 等）3 ~ 4 周，根据药品说明书药代动力学特点决定，代谢功能障碍的患者适当延长避光时间。

（2）运送护理：患者进出手术室及进行各种检查需要应用避光单和佩戴避光帽（应用光敏剂后）。

3. 光敏剂应用：根据不同光敏剂选择给药时间、给药剂量。血卟啉甲醚一般开颅前 3 ~ 4 h 静脉给药，Photosan 一般开颅前 45 ~ 46 h 开始静脉给药。

4. 心理准备：和患者充分沟通光动力疗法应用中这些可能因素，消除暗室中对患者造成的不利影响。

5. 病房要求：病房内避免太阳光直射入内，尽量使用台灯。

6. 医务人员准备好操作过程中佩戴的防护眼镜。

四、PDT 治疗设备、光敏剂和光纤

1. 设备

（1）He-Ne 激光器：波长 632.8 nm，功率为 0.4 ~ 0.6 W。

（2）半导体激光器：波长 630 nm 或 635 nm，功率为 2.0 W。

2. 光敏剂：HpD（喜泊分®等）。

3. 光纤：根据病灶情况可应用点状光纤、柱状光纤和球状光纤等多种形式。

五、操作过程及技巧

1. 操作过程

（1）光动力靶向联合显微神经外科精准切除技术——对于较大肿瘤，占位效应明显者，颅内压增高明显者。

①常规消毒、麻醉、开颅（在较暗光线的环境下，注意暴露部位避免强光照射）、显露肿瘤。

②最大程度降低肿瘤数量级，近全切除肿瘤：显微镜下沿着肿瘤周边胶质增生带切除肿瘤；非功能区脑胶质瘤可以适当扩大切除范围。

③光动力治疗：肿瘤切除满意后，对残腔开始激光（630 nm，红光）照射，功率密度 100 ~ 200 mW/cm²，照光剂量 50 ~ 150 J/cm²；对肿瘤生发中心要进行强化照射，100 ~ 150 J/cm²，对界面清楚的残腔部分，可用较低剂量 50 J/cm²。连续生理盐水冲洗残腔。

④常规关颅：一般不用去骨瓣减压，常规关颅即可。如果病变深在（丘脑胶质瘤），或后颅窝的脑干等部位、预测颅高压因素较多的，需要去骨瓣减压。

（2）独立应用光动力靶向技术——对于较小肿瘤，直径 1.5 ~ 2 cm，占位效应不明显者，无颅内压增高迹象者。

可采用立体定向技术，活检明确病例性质后，柱状光纤置入间质照射，照光剂量参照上述标准。术后注意水肿和溶瘤效应。

2. 光动力靶向技术操作技巧

颅脑肿瘤光动力靶向技术在实际应用中要掌握三大技巧：重点进攻（肿瘤生发中心）、围追堵截（控制肿瘤的侵袭和迁移）、全面撒网（控制所有肿瘤可能存在的瘤床）。

（1）重点进攻：首先要准确判断肿瘤生发中心，做到有的放矢：根据多次影像学资料比较，判断生发中心；局部可做高峰剂量照射达到 150 ~ 200 J/cm²。

（2）围追堵截：根据水肿带的特点和解剖学基础来判断肿瘤侵袭和迁移的方向，可进行叠加照射，加强敏化效应。

（3）全面撒网：对所有肿瘤可能存在的瘤床，达到全面覆盖，发挥双靶向作用。

3. 术后注意事项

（1）继续强调避光护理

第 3 ～第 4 周患者皮肤对光线还有一定的敏感性，需避免强烈阳光直射和室内强光照明。30 d 后，建议患者进行光敏试验，把他们的手放在一个有直径 2 cm 的洞的纸袋内，暴露在阳光下照射 10 min；如果在 24 h 内出现肿胀、发红、水泡，则患者应继续避光直到 2 周之后，再进行重新测试；如果在 24 h 内没有任何反应发生，患者可逐渐恢复接触阳光。

（2）按术后不同时间行影像学检查，作为疗效评价标准。常规术后 3 d 内行增强核磁检查，作为以后复查对比的标准，术后 3 个月、6 个月、1 年、2 年、3 年、5 年常规复查。

（3）观察 Karnofsky 评分和一般状态。

（4）建立随访档案：与患者定期联系，术后 3 个月、6 个月、1 年、2 年、3 年、5 年，记录生存时间，计算生存率。

六、疗效评价

1. 独立应用光动力靶向技术病例可以参考全国激光血卟啉会议制定了"PDT 疗效标准"（1984 年 6 月）。

1）近期疗效标准

（1）CR：可见的肿瘤完全消失，持续 1 个月。

（2）SR：肿瘤的最大直径和其垂直直径或肿瘤高度的乘积缩小 50% 以上，并持续 1 个月。

（3）MR：肿瘤的最大直径和其垂直直径或肿瘤高度的乘积不足 50%，并持续 1 个月。

（4）NR：肿瘤无缩小或增大。

2）中数稳定期：第一次治疗开始到病灶两径乘积增大25%。

3）中数治疗后生存期：第一次治疗开始到死亡或末次随诊的时间。

2. 光动力靶向联合显微神经外科精准切除技术病例可以参考以下评价标准

（1）近期评价标准

评价标准可分为有效、缓解、无效三种情况。有效：与光动力靶向术前比较，术后 3 d 内增强核磁显示手术残留肿瘤消失或体积减小 50% 以上；卫星病灶减少或消失；Karnofsky 评分提高或无变化。缓解：与光动力靶向术前比较，术后 3 d 内增强核磁显示手术残留肿瘤体积减小 25% 以上；卫星病灶减少或消失；Karnofsky 评分提高或无变化。无效：与术前比较，术后 3 d 内增强核磁显示手术残留肿瘤减小不足 25%；卫星病灶无变化；Karnofsky 评分无变化或降低。

（2）远期评价标准（主要指恶性脑胶质瘤、转移瘤患者无法做远期评价）

有效：生存时间超过常规治疗平均生存时间 3 个月以上，目前恶性胶质瘤（WHO 3～4 级）平均生存时间 18 个月左右，或单中心或多中心样本 2 年生存率超过 50%。

无效：生存时间没有超过常规治疗平均生存时间 3 个月以上，或单中心或多中心样本 2 年生存率没有超过 50%。

七、并发症及其处理

1. 光敏反应：临床表现主要为皮肤过度晒伤样改变，如

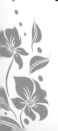

充血、红肿、辣痛，少数出现皮疹，多为红斑、丘疹，伴瘙痒或灼痛，重者可能出现脱皮、水疱。后期可能出现色素沉着。对患者进行避光教育是整个治疗的一部分，告知患者使用保护性的服装及注意事项是十分重要的。一旦发生，在皮肤最初出现麻刺感或红斑时，应立即躲避阳光，用冷水湿敷发热红肿的部位，此后需避免阳光直射 2 周。对于出现皮疹者，可口服抗过敏药物，局部涂抹含激素类的药膏。对于明显肿胀、出现水疱者，为严重的光毒性反应，需静脉使用激素类药物、口服抗过敏药，避免接触阳光。

2. 发热，一般体温在 37 ~ 38 ℃。可能为肿瘤坏死的吸收热，进行对症退热、抗感染等治疗。

3. 脑水肿：常见局部脑水肿，弥漫性全脑肿胀少见。肿瘤减压充分，一般水肿不严重，可酌情给予 20% 甘露醇 250 mL 或呋塞米 40 mg 脱水，较严重的加用地塞米松等激素类药物。脑组织移位严重，有脑疝倾向者可行内外减压术。

4. 溶瘤综合征：深部较大肿瘤经非开放式 PDT 治疗，短时间内大量肿瘤组织的坏死和吸收，引发溶瘤综合征。可酌情给予脱水药物加用地塞米松等激素类药物。

5. 颅内压增高：所有患者都会有一定程度的颅内压在波动，有条件单位可应用颅内压监护设备，无条件者在术后进行严格的六联观察，辅助腰穿、CT、MRI 等必要的检查，直到颅压稳定。

6. 皮肤光敏反应：严格避光护理，对于有皮肤过敏、光敏性皮炎病史患者更要小心，有代谢功能障碍患者适当延长避光时间；也要注意其他器官的光敏反应。

（胡韶山）

参考文献

1. ZHANG X, GUO M, SHEN L, et al. Combination of photodynamic therapy and temozolomide on glioma in a rat C6 glioma model. Photodiagnosis Photodyn Ther, 2014, 11 (4): 603-612.

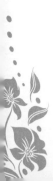

第七节　泌尿系统恶性肿瘤光动力治疗操作技术规范

一、膀胱癌

（一）适应证

1. 膀胱癌根治性治疗

（1）膀胱 T_1 之前早期癌；肿瘤局限在黏膜及黏膜下层。

（2）肿瘤电切后或术后复发，肿瘤局限在黏膜及黏膜下层。

2. 膀胱癌姑息治疗

对于晚期已无法手术或放疗膀胱癌患者，出现大出血或者功能障碍，可以考虑用 PDT 止血，或者解除功能障碍等。

（二）禁忌证

1. 对光敏剂过敏患者。

2. 严重心肺功能不全。

3. 明显的凝血功能障碍。

4. 晚期患者恶病质患者，生存期小于 3 个月。

5. 疑有阴道膀胱瘘或膀胱直肠瘘患者。

（三）术前准备

1. 影像学检查：膀胱镜检查、静脉肾盂造影检查、盆腔增强 CT 检查或者 MRI 检查。肝胆胰脾超声检查。

2. 实验室检查：尿细胞学检查、血常规检查、血型检查、肝肾功能检查、电解质检查、凝血功能检查、肿瘤标志物检查、尿常规检查、大便常规检查等。

3. 功能检查：心电图检查，必要时查超声心动图及肺功能等。

4. 光动力治疗前准备：行光敏剂皮肤划痕过敏试验，结果阴性者方可进行。在术前按手术准备予建立静脉通道，心电监护仪监测心率、呼吸、血压、心电图和血氧饱和度，患者取截石位，视情况选择合适的麻醉方式：全麻、静脉麻醉、硬外麻等，治疗前再予以 1% 利多卡因表面麻醉以利于光动力治疗过程的顺利进行。

（四）操作方法

1. 光敏剂静脉滴注或膀胱灌注

（1）Photofrin$^®$（冻干粉剂）按照 2 mg/kg 加入 5% 葡萄糖液体中，按 2.5 mg/mL 比例浓度配液体，并在 1 h 内滴注完毕，48 h 后肿瘤部位激光照射治疗；72 ~ 96 h 行第 2 次激光照射治疗。

（2）国产光敏剂喜泊分$^®$（重庆迈乐，液体，低温保存）用前需常规作皮试，无过敏现象则按照 2 ~ 3 mg/kg 加入 250 mL 生理盐水中，在 1 h 内滴注完毕。滴注过程中严密观察患者的血压脉搏，有个别患者可能出现血压偏低现象。48 h 后肿瘤部位激光照射治疗；72 ~ 96 h 行第 2 次激光照射治疗。

（3）5-ALA：患者排空尿液后将 5-ALA 118 mg×5 支与 0.9% 氯化钠溶液 14 mL 和 5% 碳酸氢钠溶液 6 mL 共同配制成的新鲜溶液经导尿管灌注入膀胱，患者卧床，每 15 min 变换一次体位，使药物充分作用于膀胱壁。2 h 后给予 PDT 治疗。其间患者无须避光。

（4）海姆泊芬：患者排空尿液后将海姆泊芬 ×2 支以 10 mL 注射用 0.9% 氯化钠溶液配制成浓溶液。每个患者使用 200 mg 海姆泊芬（即 20 mL 浓溶液），可按患者膀胱容积比例相应调整（膀胱容积 500 mL∶200 mg）。在避强光条件下采取膀胱内灌注，保留 1 h 后嘱患者排空膀胱。30 min 后行全膀胱激光照射，给予 15 J/cm^2 光照剂量治疗。

2. 激光治疗仪器调试

PDT 治疗前先调试仪器，以免仪器失灵无法进行正常的激光照射治疗，延误治疗时机。以 DIOMED 630 nm 光动力激光治疗仪为例，连接相应治疗光纤，插入钥匙，正常开机，仪器自检；自检完毕后，检测光导纤维激光通过率，校调相应的治疗光照功率和时间；激光治疗仪调整完毕后伺机待用。内窥镜应选用纤维内窥镜，纤维内窥镜可用在直视下监视光动力治疗的整个过程，并根据具体情况调整光导纤维的位置；治疗过程中每隔 1 ~ 3 min 观察一次治疗部位的变化，并作相应的调整。

3. PDT 操作规范

患者取截石位，在膀胱镜（电子、纤维膀胱镜、外科硬式膀胱镜）监视下观察治疗膀胱肿瘤病灶，治疗过程包括激光初次照射、坏死组织清理和激光重复照射三个步骤。

（1）激光初次照射患者治疗前期准备工作完成后，常规进行膀胱镜检查，患者取截石位，常规局部麻醉后插入膀胱镜，见到肿瘤病变部位后定位观察并留照片。先确定肿瘤的大小和浸润范围，用平切光纤照射肿瘤病灶，照射剂量为：100 ~ 150 mW/cm²，照射时间 20 min 或 30 min，能量密度 120 ~ 270 J/cm²，对于病灶较大范围的区域可以用柱状光纤，光剂量为：100 ~ 200 mW/cm²，照射时间 10 min 或 15 min，能量密度 120 ~ 270 J/cm²，然后根据肿瘤范围确定所需用光导纤维的长度，并确定相应的照射剂量。

对于表浅肿瘤，位于黏膜和黏膜下的肿瘤照射剂量要适当降低，因为黏膜和黏膜下的肿瘤浸润范围较浅。一般而言，癌前病变或者原位癌，光照剂量密度应当控制在 100 ~ 200 J/cm²，照射的范围可以适当扩大；如果有荧光诊断提示肿瘤部位的话，应当超出肿瘤边界 1 cm 以上，照射的剂量一定要控制好。常规的照射剂量为 150 mW/cm^2。

（2）坏死组织清除初次光动力激光照射之后，在激光有效照射范围之内的肿瘤组织坏死。为了得到较好的治疗效果，一般在初次治疗之后一定时间内（24 h 左右）清除坏死组织并进行第二次激光照射，一方面对深部肿瘤进行治疗；另一方面对局部残存的肿瘤细胞给予进一步的杀伤。因此，坏死组织的清除对于光动力治疗的临床疗效也极为重要。清除坏死组织时，首先要观察肿瘤组织的外观变化。新鲜肿瘤组织一般呈鲜红色，组织质地较脆，触之易出血；光动力治疗后坏死的肿瘤组织一般呈暗红色，质地软，触之不易出血，用活检钳用力钳之也没有出血迹象；即使是深部未完全坏死的肿瘤组织，用活检钳钳除后也只是有少许出血。

（3）激光重复照射目的是在首次激光照射后 24 h 进行，清除浅层坏死肿瘤组织后对其深部肿瘤组织，进行照射以期达到对早期肿瘤实施根治，激光重复照射时，必须先尽可能地清除表层的坏死组织。如果坏死组织清除不彻底，则对深层肿瘤组织的治疗就达不到目的。坏死组织清除后，激光复照要根据肿瘤大小和部位的不同而确定照射剂量。对于早期肿瘤，应当以清除肿瘤达到根治为目的，复照的剂量应当以有效的肿瘤治疗为准。

1982 年中国医学科学院肿瘤医院泌尿外科最早在国内开展了"血卟啉衍生物光动力疗法治疗膀胱移行细胞癌"的课题，此课题是国家"六五""七五"和"八五"的攻关项目"光动力疗法的基础理论和临床研究"的组成部分，该项目 1985 年获得了卫生部科技成果一等奖。至 1997 年共治疗膀胱癌患者 131 例，结果显示 PDT 可将浅表性膀胱癌术后的复发率降低至 23%，对其他治疗方法无效的难治性膀胱癌疗效也可达 40%。

其主要不良反应是尿路刺激症状，症状 2 周内可消失。其他毒副反应包括血尿、发热、皮肤光过敏等，发生率在 3% ~ 8%，对症处理后 1 ~ 2 周症状消失，此结果与国外文献报道相同。

（田　军　李长岭）

参考文献

1. BADER M J，STEPP H，BEYER W，et al. Photodynamic therapy of bladder cancer-a phase Ⅰ study using hexaminolevulinate（HAL）. Urol Oncol，2013，31（7）：1178-1183.

二、前列腺癌

（一）适应证

原发或局部消融和放射线或近距离治疗失败后的患者。

（二）禁忌证

1. 对光敏剂过敏患者。

2. 严重心肺功能不全。

3. 明显的凝血功能障碍。

4. 晚期患者恶病质患者，生存期小于 3 个月。

（三）术前准备

与前列腺癌的所有局灶治疗一样，接受 PDT 治疗的男性都必须接受准确的分区和风险评估。除非特殊原因否则该程序可在 1 d 内进行。入院前或入院当天应征得患者同意进行手术。

1. 肠道准备

在手术早晨进行灌肠的肠道准备足以维持最佳的围手术期超声成像。

2. 预防使用抗生素

在麻醉诱导时遵循指南用静脉广谱抗生素覆盖，对于患有菌尿和活动性尿路感染的患者，应该推迟手术，直到治疗好转后为止，术后适当予针对革兰氏阴性菌或广谱抗生素。

3. 麻醉

手术应在全身麻醉或硬膜外麻醉下进行。

（四）PDT 操作流程

麻醉诱导后，患者取截石位，暴露会阴，术前放置导尿管有助于尿道的术中显示。直肠内超声探头放入直肠，近距离放射治疗模板附在步进器上。使用融合成像，操作前先校准。使用圆柱形扩散纤维和裸端纤维，通过套管针将光导纤维置入前列腺靶区，每叶插入 6 根纤维，以治疗整个腺体。经直肠超声引导和近距离放疗模板可确保光纤的合适放置。在探头上放置一个水充避孕套，以改善围手术期的图像，术前 4 h 静脉给光敏剂 WST09（Pd-bacteriopheophorbide），剂量 2 mg/kg，激光波长为 763 nm，能量密度 150 J/cm^2；光照时间 20 min，在手术过程中必须注意保护术者眼睛和皮肤。

（五）术后管理

患者通常需要住院数天，完成治疗后取出导尿管后可以出院，口服抗生素。

（六）并发症

PDT 明显治疗的并发症是对光的反应，表现为"晒伤"。早期药物需要避免阳光照射达 6 周，但血管活性药物通常在给药后数小时内排泄。临床试验已经报道了直肠尿道瘘，需要手术或长期留置尿管，但很罕见。出血、感染和 LUTS（下尿路症状）更常见，但不太严重。一些药物，特别是亲脂性药物，如 WST09，很少引起心血管事件，如急性冠脉综合征和脑血管事件。

（七）随访

考虑到治疗尚处于初期，没有标准的随访指导。建议在术后 6 个月至 1 年定期监测前列腺特异性抗原变化和 MR 较为稳妥。

（田　军）

参考文献

1. BOZZINI G，COLIN P，BETROUNI N，et al. Photodynamic therapy in urology：What can we do now and where are we heading？Photodiagnosis Photodyn Ther，2012，9（3）：261-273.

2. MARIEN A，GILL I，UKIMURA O，et al. Target ablation-image-guided therapy in prostate cancer. Urol Oncol，2014，32（6）：912-923.

3. 涂门江，贺海清，艾凯，等 . 光动力学诊断与治疗在泌尿外科应用的研究进展 . 现代泌尿外科杂志，2016，21（9）：721-726.

三、阴茎癌

（一）适应证

1. 阴茎癌的癌前病变，如鲍温病、光化性角化病、增殖性红斑等。

2. 希望保留性功能的阴茎癌患者，肿瘤的浸润深度在 PDT 控制范围内。

3. 手术后局部复发或者经过微创治疗后局部复发的表浅肿瘤。

4. 肿瘤局部出血常规手段无法控制者。

5. 病灶侵及周围组织导致疼痛或其他功能障碍者。

（二）禁忌证

1. 对光敏剂过敏者。

2. 严重心肺功能不全，有严重高血压、心脏病史者。

3. 明显的凝血功能障碍。

4. 恶病质状态，预计生存期小于 3 个月。

（三）光敏剂外用

将适量 5-ALA 散剂用注射用水溶解，加适量凝胶配成糊状，药物浓度 20%，用无菌脱脂棉涂于病灶部位，用塑料薄膜封包，封包后 4 h 暴露患处，清洁局部后进行激光照射治疗。

（四）激光设备调试

光动力激光治疗前一定要先调试仪器，以免治疗时开机仪器失灵，无法进行正常的激光照射治疗，使患者注射的光敏剂浪费，并失去宝贵的治疗机会。以 DIOMED 630 mm 光动力激光治疗仪为例，连接相应的治疗光纤，插入钥匙，正常开机，仪器自检。自检完毕后，检测光导纤维激光通过率，校调相应的治疗光照功率和时间，激光治疗仪调整完毕后待机待用。

（五）患者相关准备

在术前完善常规病理活检、临床检查、实验室检查、功能检查等，以排除肿瘤转移，治疗前行光敏剂皮肤划痕过敏试验皮试，按手术准备予建立静脉通道，心电监护仪监测心率、呼吸、血压、心电图和血氧饱和度，患者取平卧位或截石位，视情况选择合适的麻醉方式：全麻、静脉麻醉、硬外麻等，治疗前局部可再予以利多卡因喷洒或局部注射麻醉以利于光动力治疗过程的顺利进行。

（六）PDT 操作流程

治疗前需清洁肿瘤表面的污垢、痂皮，对于肿瘤 > 0.5 cm 或者角化增厚的肿瘤，应先手术除去，以增加光敏剂 5-ALA

的渗透性。采用红光波长 630 nm 激光照射，能量密度 100 ~ 200 J/cm² 照射剂量为 60 ~ 150 mW/cm²，照射时间 15 ~ 20 min，每 1 ~ 2 周治疗 1 次，连续 2 次治疗皮损无改善，建议选择其他有效治疗方式，若有改善但未完全消退可重复治疗，次数不超过 6 次为宜。

（七）并发症及处理

1. 治疗中疼痛是 ALA-PDT 的主要不良反应，可给予局部冷喷、风扇降温、间断照光、局部注射利多卡因或外用利多卡因喷雾剂缓解疼痛，同时嘱患者放松、不必紧张，必要时治疗前可服用止痛药，尽量避免因为疼痛而移动照光部位或减小所需的照光剂量。

2. 治疗后可能出现红肿、渗出、结痂、脱屑、干燥及轻度烧灼感。为缓解这些症状，治疗后治疗部位可予冰袋冰敷，润肤霜外涂。

3. 治疗结束后若再次受到光照，可能出现光敏反应，加重光动力的不良反应。治疗结束后建议患者立即清洁治疗部位，即使室内也需尽量避免长时间暴露于各种室内光源，如白炽灯、日光灯等。

（田　军）

参考文献

1. 中华医学会皮肤性病学分会光动力治疗研究中心 . 氨基酮戊酸光动力疗法临床应用专家共识 . 中华皮肤科杂志，2015，48（10）：675-678.

2. 高扬 . 局部艾拉光动力综合疗法治疗恶性皮肤肿瘤有效性和安全性的研究 . 第三军医大学，2015，1-103.

第八节　皮肤肿瘤光动力治疗

一、氨基酮戊酸 –PDT 操作规范

（一）适应证

1. 光线性角化病、原位鳞状细胞癌（鲍恩病），浅表型 BCC 及直径＜ 2 mm 的结节型 BCC，可采用单纯 ALA-PDT 治疗，循证医学证据为 I 级。

2. 鳞状细胞癌、Paget 病、其他类型 BCC，可进行光动力及手术联合治疗。

（二）禁忌证

1. 已知患有皮肤光过敏症、血卟啉症。

2. 已知对卟啉类或对任何赋形剂过敏者。

3. 8 周内服用光毒性或光敏性药物者。

（三）术前准备

1. 知情同意及告知：告知患者及其家属 ALA-PDT 治疗的疗程、预后及随访情况；介绍 ALA-PDT 疗法的优越性和局限性；ALA-PDT 治疗过程可能出现的不良反应和应对措施；治疗次数、治疗费用、治疗后可能短期的休息及医保情况；任何治疗方法都有局限性，可能需要替代疗法或综合治疗方案，如浅表皮肤肿瘤也不能完全排除其复发及联合手术治疗的可能性。充分告知后，给患者足够时间慎重考虑。患者同意治疗并愿意承担由此产生的治疗风险和费用后，签署知情同意书后方可进行治疗。

2. ALA 浓度选择：光线性角化病可选择 10%～ 20% ALA，其他肿瘤 ALA 浓度为 20%。

3. 治疗光源选择：可选用半导体激光器，大功率氦氖激光

器和 LED。对于孤立、面积小的病灶采用大功率氦氖激光器或半导体激光作为光源疗效更佳。对于多发、面积大的病灶采用 LED 光源辐照面大，更为合适。腔道内病灶或皮损内光动力需要光纤导入，常采用激光光源。对于不能耐受的光动力治疗疼痛的面部多发光线性角化病患者，可选择日光为光源的光动力，气温 10 ～ 30 ℃的非阴雨天均可。

（四）操作过程及技巧

1. 消毒，对治疗区域进行消毒。

2. 皮损预处理：ALA-PDT 疗效取决于很多因素，其中 ALA 经皮吸收、组织内富集非常重要。一般情况下，ALA-PDT 治疗前只需对皮损做简单的清洁、消毒处理，即可使用 ALA 进行光动力治疗；但对于痂屑较多、皮损较厚、损害较深的病变组织，需做好治疗前的预处理，以便于 ALA 透皮吸收更好、穿透更深、组织内分布更均匀，才能使 ALA-PDT 发挥更佳疗效。

常用预处理方法如下。

（1）穿透表皮屏障：便于 ALA 穿透更深、组织中分布更均匀，常用器具和方法为梅花针、微针、超脉冲 CO_2 点阵激光。

（2）去除角质屏障：便于 ALA 渗透吸收、组织中富集更多，常用器具和方法为胶带法、刮削法（刮勺、刀片）、电灼术；尿素乳膏封包或丙酮外涂。

（3）梅花针叩刺预处理简单有效，推荐预处理常规采用。

3. ALA 配制：ALA 在碱性环境中极不稳定，且中性或弱酸性溶液配制后的 ALA 稳定性差，使用时需新鲜配制，即配即用，保存时间不宜超过 4 h。皮肤肿瘤一般选择配制为 ALA 乳膏：（118 mg ALA 散剂 / 瓶 ＋ 0.2 mL 注射用水溶解）＋（0.86 ～ 0.27 g）单纯基质乳膏 =10% ～ 20% ALA 乳膏。对于浅表的 AK 也可采用凝胶或溶液。配制过程：118 mg/ 瓶 ALA 散剂给予 0.2 mL 注射用水溶解成为母液待用。注射用水过少不宜充分溶解 ALA 散剂，过多会稀释基质乳膏不利于敷药。将 ALA 溶液（母液）抽吸加入基质乳膏时，因 ALA 溶液总量很小，需将 ALA 溶液完全抽吸，切勿遗留造成浪费并影响 ALA 敷药浓度。消毒棉签轻轻搅动，使 ALA 溶液与基质乳膏充分混合，以保证基质乳膏中 ALA 均匀分布。

4. ALA 封包：ALA 乳膏需完全覆盖皮损及周边一定范围皮肤，敷药后嘱患者避光、休息，等待治疗。避光封包时间为 3 ~ 6 h。光动力效应与 Pp IX 生成量密切相关，后者又与 ALA 的敷药时间相关。根据既往研究数据表明，ALA 敷药后 3 ~ 6 h，敷药时间越长 Pp IX 荧光强度越强，即生成 Pp IX 量越多。如行日光光动力治疗，可于敷药半小时之后进行日光光动力治疗，此时不需要擦拭掉 ALA 乳膏。最终选择 ALA 敷药时间，需在保证疗效的前提下，综合考虑患者的等候时间及整个治疗时间等因素决定。

5. 照光：红光穿透深度较蓝光更深，皮肤肿瘤一般采取 630 nm 左右的红光进行治疗，欧美有批准光线性角化病治疗采取蓝光照射。功率密度：能量密度 100 ~ 200 J/cm^2。对于疼痛明显的光线性角化病全面部治疗患者，可以采取日光光动力治疗，暴露于日光时间需要 2 h。

6. 照光过程中疼痛处理

（1）降温治疗：采用电风扇、冷喷、冷风机降温或室温 20° 以下环境。此方法可与其他止痛方式联合，但可能影响疗效。降温缓解疼痛的机制目前尚不完全清楚，可能与低温激活疼痛抑制通路从而提高疼痛阈值；也可能通过抑制辣椒素受体活性或激活冷受体达到缓解疼痛的作用。

（2）口服镇痛药：提前给予镇痛药。非甾体类抗炎镇痛药效果不佳，阿片类镇痛药有成瘾性，且不良反应较大；推荐照光前 45 min 口服曲马朵 50 ～ 100 mg，必要时可重复，剂量不超过 400 mg/d，止痛效果好，成瘾性低，不良反应少。

（3）局部浸润麻醉：止痛效果较好，但不适合大范围使用，且可能影响疗效。可选择利多卡因注射液，5 min 起效，可维持 1.5 h；布比卡因注射液，4 min 起效，维持 2 ～ 6 h；阿替卡因肾上腺素注射液，控制注射速度不得超过 1 mL/min。

（4）神经阻滞：止痛效果较好，但对操作者要求较高，有诱发血肿和损伤神经风险。

（5）两步法照光：通过低功率密度漂白约 90%Pp Ⅸ，再采用高功率密度完成剩余所需光能量，使高功率密度和高浓度 Pp Ⅸ错开。

（6）日光光动力治疗可明显减轻疼痛。

7. 治疗完毕，嘱患者严格避光48 h，1 周之内避免日光暴晒，定期随访。记录治疗过程。

（五）疗效评价

临床观察，皮肤镜检查、皮肤共聚焦显微镜、皮肤 B 超定期随访，治疗期间每 2 周 1 次，疗程结束后根据不同肿瘤类型确定随访时间。必要时多点活检。

1984 年 6 月，全国激光血卟啉会议制定了"PDT疗效标准"。

1. 近期疗效标准

（1）CR：可见的肿瘤完全消失，持续 1 个月。

（2）SR：肿瘤的最大直径和其垂直直径或肿瘤高度的乘积缩小 50% 以上，并持续 1 个月。

（3）MR：肿瘤的最大直径和其垂直直径或肿瘤高度的乘积不足 50%，并持续 1 个月。

（4）NR：肿瘤无缩小或增大。

2. 中数稳定期：第一次治疗开始到病灶两径乘积增大25%。

3. 中数治疗后生存期：第一次治疗开始到死亡或末次随诊的时间。

（六）并发症及其处理

1.ALA-PDT 治疗过程和治疗以后可伴随一些轻重不一的不良反应，治疗前医师需与患者沟通并给予及时处理。

2. 局部皮肤红肿、渗出：可给予局部冷敷，减轻症状，必要时可给予外用金霉素眼膏保护创面或弱效激素药膏适当减轻炎症反应。适当时候可采取红光照射减轻创面渗出。

3. 局部皮肤干燥、脱屑、结痂：给予外用保湿润肤剂缓解皮肤干燥、脱屑；外用金霉素眼膏，软化结痂，预防继发感染。

4. 局部皮肤色素沉着：临床中较为常见，嘱患者治疗后避免强光照射，做好日常防晒，避免炎症后色素沉着的发生和加重。大多数皮肤色素沉着可随时间逐渐自行消退，无须特殊处理。为促进部分患者皮肤色素沉着的较快消退，可在治疗结束后给予口服维生素 C 或在治疗结束一段时间后采用维生素 C 及其衍生物超声导入、强脉冲光等治疗。

5. 疼痛处理见治疗过程部分。

（七）注意事项

1. 预处理直接影响光动力治疗效果。

2. 定期随访至关重要，肿瘤患者建议终身随访。

3. 如治疗 6 次依然无效，建议终止光动力治疗。

（王秀丽　王佩茹）

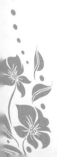

参考文献

1. WONG T H，MORTON C A，COLLIER N，et al. British association of dermatologists and british photodermatology group guidelines for topical photodynamic therapy 2018. Br J Dermatol，2019，180（4）：730-739.

2. WANG H W，LV T，ZHANG L L，et al. A prospective pilot study to evaluate combined topical photodynamic therapy and surgery for extramammary paget's disease. Lasers Surg Med，2013，45（5）：296-301.

3. KOHL E，KOLLER M，ZEMAN F，et al. Daylight photodynamic therapy versus cryosurgery for the treatment and prophylaxis of actinic keratoses of the face-protocol of a multicenter，prospective，randomized，controlled，two-armed study. BMC Dermatol，2017，17（1）：12.

4. 王秀丽，王宏伟. 光动力皮肤科实战口袋书. 北京：人民卫生出版社，2016.

5. 王秀丽. 皮肤病的光动力治疗. 北京：人民卫生出版社，2013.

6. CHEN J，ZHANG Y，WANG P，et al. Plum-blossom needling promoted Pp IX fluorescence intensity from 5-aminolevulinic acid in porcine skin model and patients with actnic keratosis. Photodiagnosis Photodyn Ther，2016，15：182-190.

7. WANG P，ZHANG L，ZHANG G，et al. Successful treatment of giant invasive cutaneous squamous cell carcinoma by plum-blossom needle assisted photodynamic therapy sequential with imiquimod：Case experience. Photodiagnosis Photodyn Ther，2018，21：393-395.

8. WU Y，WANG P，ZHANG L，et al. Enhancement of photodynamic therapy for bowen's disease using plum-blossom needling to augment drug delivery. Dermatol Surg，2018，44（12）：1516-1524.

9. 中华医学会皮肤性病学分会光动力治疗研究中心. 氨基酮戊酸光动力疗法临床应用专家共识. 中华皮肤科杂志，2015，48（10）：675-678.

10. MORTON C，SZEIMIES R M，SIDOROFF A，et al. European dermatology forum guidelines on topical photodynamic therapy. Eur J Dermatol，2015，25（4）：296-311.

二、HpD-PDT 操作规范

（一）适应证

1. 光线性角化病、原位鳞状细胞癌（鲍恩病），浅表型 BCC 及直径 < 2 mm 的结节型 BCC，可单独应用 HpD-PDT。

2. 鳞状细胞癌、乳房外 Paget 病、瘤体较大的基底细胞癌及皮肤附属器来源肿瘤、癌性溃疡，PDT 可与手术、放疗、冷冻治疗、化疗等联合应用。

（二）禁忌证

1. 血卟啉症及其他因光而恶化的疾病。

2. 已知对卟啉类或对任何赋形剂过敏者。

3. 现在正在用光敏剂进行治疗。

4. 计划在 30 d 内行外科手术治疗者。

5. 存在眼科疾病需在 30 d 内需要灯光检查者。

6. 严重的心肺功能不全、肝肾功能不全，不能耐受支气管镜下治疗。

7. 明显的凝血功能障碍。

8. 肿瘤已侵犯周围大血管、邻近器官，如气管贯通性浸润。

9. 恶病质状态，预计生存期小于 3 个月。

10. 孕妇慎用：Photofrin® 被认为是妊娠风险 C 级（毒性，无致畸）的药物，具有非透析性。

（三）术前准备

1. 术前检查

（1）实验室检查：血常规检查、肝肾功能检查、凝血功能检查、乙肝功能五项检查、抗 HCV 检查、性病组合检查。

（2）心电图检查、UCG 检查。

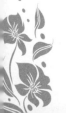

（3）CT、MRI 平扫＋增强检查、PET/CT 检查：评估病变浸润深度、与邻近器官有无浸润、与邻近血管有无浸润。

（4）皮肤镜检查：可以识别肉眼无法识别的不同皮肤结构及颜色，可以直接观察到表皮的色素结构、真皮表皮交界处、真皮乳头层等。

2. 知情同意及告知：告知患者及其家属 PDT 治疗的过程、术中及术后的风险及并发症、预后及随访情况。告知该项治疗的优缺点及其他可选择的治疗方案，取得患者及其家属的同意。

3. 病房要求：病房内避免太阳光直射入内，采用小功率乳白色灯光照明或使用台灯。

4. 患者注射光敏剂后需待在避光病房内并佩戴墨镜，医师应密切注意观察病情变化。

（四）PDT 治疗设备、光敏剂和光纤

1. 设备：630 nm 或 650 nm 光动力治疗仪，发射功率 0.1 ～ 2 W。

2. 光敏剂：喜泊分®，剂量：2 ～ 3 mg/kg，皮试阴性者方可使用。

3. 光纤：点状光纤（平切光纤）、透镜光纤和柱状光纤。

（五）操作过程及技巧

1. 进行皮肤癌光动力治疗的步骤

评估需治疗的肿瘤的面积、确定照射范围，并制订相应的治疗计划。

静脉注射喜泊分® 40 ～ 48 h 后可使用点光谱学进行血药浓度水平检测或蓝光（波长 408 nm）进行光动力诊断，也可直接进行光纤照射。应用波长为 630 nm、能量密度为 150 ～ 200 J/cm² 的点状 / 透镜光纤照射。此后第 2 天再连续照射一次，光动力照射前，需先用清水棉球或胶带法、刮削法（刮勺、刀片）

清理治疗部位表面的坏死物。切忌过度清理，避免出血。

2. 操作技巧：对于比较表浅的病变可直接将光纤置于病变表面进行照射，对于较大的瘤体也可考虑在 CT 引导下将柱状光纤插入瘤体内照射，治疗前需根据 CT/MRI 等评估瘤体内是否有血管走形，如有不建议插入照射。对于肿瘤基底较宽者，光动力治疗后肿瘤脱落，创面无法愈合，也不建议将光纤插入瘤体内照射。对于瘤体大的还可考虑先行外科手术切除，术中针对切除创面进行照射。

3. 避光宣教：着重对患者进行避光宣教，告知其避光的时间及程度。给药第 1 周时患者的皮肤和眼睛对光线十分敏感，此时需严格避光，避免直接暴露在阳光下的一切可能。室内可使用一个 60 W 以下的黄炽灯泡的台灯，可以观看电视，安全距离至少 2 m 以上。最好不要使用电脑或手机。第 2 周起逐渐接触光线，可提高室内亮度，将窗帘逐步拉开，可开启日光灯。

第 3 ~ 第 4 周患者皮肤对光线还有一定的敏感性，需避免强烈阳光直射和室内强光照明。患者可以在夜晚外出活动。如必须白天去户外，建议其阴天出行，或避开 10：00 ~ 14：00 光线最强时段。患者需戴上墨镜（< 4% 透光率）、手套、宽边帽，穿长袖衬衫、长裤和袜子。此期间建议患者要避免明亮的光线如阅读灯的照射；尽管普通室内光线不是有害的，但天窗直接照射的光线也应该避免，需要挂窗帘或躲避在阴影内。

30 d 后，建议患者进行光敏感试验，把他们的手放在一个有直径 2 cm 的洞的纸袋内，暴露在阳光下照射 10 min；如果在 24 h 出现肿胀、发红或水泡，则患者应继续避光直到 2 周之后，再进行重新测试；如果在 24 h 内没有任何反应发生，患者可逐渐恢复接触阳光。可尝试第 1 天暴露于光照下 15 min，如没问题，可逐步增加暴露时间。初期建议避开阳光最强时段

（10：00 ~ 14：00）。至少 3 个月不要进行日光浴或使用太阳灯或日光浴床。还需避免眼部检查。

4. 医务人员在操作过程中需佩戴防护眼镜。

防护眼镜参数要求

（1）激光防护眼镜上应标明防护的波长范围和光密度，防护波长为 600 ~ 760 nm，光密度为 4。

（2）防护镜对激光输出波长的光密度≥ 4。

（3）可见光透射比≥ 30%。

（六）疗效评价（2014 版共识）

按 WHO 标准于 PDT 后 4 ~ 16 周（根据结痂脱落时间）评价，病灶最大深度可通过 MRI 测量。肿瘤大小的计算：最大长度 × 最大深度。

1. 早期疗效评价仅设 CR 和 PD

（1）CR：做任意 3 个点位活检，结果均阴性。

（2）PD：有任意 1 点活检阳性。

2. 进展 / 晚期

（1）CR：可见的肿瘤完全消失，持续 1 个月。

（2）PR： 肿瘤的最大直径和其垂直直径或肿瘤高度的乘积缩小 50% 以上，并持续 1 个月。

（3）SD：肿瘤的最大直径和其垂直直径或肿瘤高度的乘积不足 50%，并持续 1 个月。

（4）PD：肿瘤无缩小或增大。

3. 远期疗效

（1）OS：从治疗开始到因任何原因引起死亡的时间。

（2）PFS：从治疗开始到肿瘤进展或死亡的时间。

治疗前后应定期评估，每次评估都需要行胸部 CT 平扫＋增强、支气管镜检查、取组织活检作为客观评价依据。

（七）并发症及其处理

1. 常见并发症

（1）光敏反应：临床表现主要为皮肤过度晒伤样改变，如充血、红肿、辣痛，少数出现皮疹，多为红斑、丘疹，伴瘙痒或灼痛，重者可能出现脱皮、水疱。后期可能出现色素沉着。对患者进行避光教育是整个治疗的一部分，告知患者使用保护性的服装及注意事项是十分重要的。一旦发生，在皮肤最初出现麻刺感或红斑时，应立即躲避阳光，用冷水湿敷发热红肿的部位，此后需避免阳光直射 2 周。对于出现皮疹者，可口服抗过敏药物，局部涂抹含激素类的药膏。对于明显肿胀、出现水疱者，为严重的光毒性反应，需静脉使用激素类药物、口服抗过敏药，避免接触阳光。

（2）疼痛：照射时疼痛可在病变区域局部涂抹利多卡因，治疗后疼痛可口服镇痛药物，可根据疼痛等级采取 WHO 分级镇痛方案。

（3）发热一般体温在 37 ~ 38 ℃。可能为肿瘤坏死的吸收热或是肿瘤照射后局部肿胀、坏死导致的炎症。可对症退热、抗感染等治疗，必要时可加用激素。

（4）创面渗血：局部喷洒凝血酶或口服云南白药等止血药物。

（5）色素沉着：后期可出现皮肤变黑。

常见并发症相对比较轻微，患者能耐受，对症处理后症状很快可以消失。

（6）创面感染和瘢痕形成。皮肤肿瘤坏死后创面暴露，要注意预防创面感染及腔口部位逆行性系统感染，加强创面抗感染治疗。如果预计创面较大，必要时预防性使用抗生素。如果肿瘤较深，后期愈合可能形成瘢痕。

2. 严重并发症

（1）致死性大出血考虑原因：肿瘤内有大血管，当肿瘤

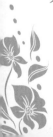

组织经 PDT 后出现坏死，随着坏死组织脱落，血管破裂，导致致命性大出血的发生。一旦出现应立即行局部压迫止血、静脉给予止血药物等治疗，必要时可行外科干预。

（2）创面愈合不良、破溃：对于肿瘤基底较宽的病变，肿瘤 PDT 后坏死脱落，创面较大不能愈合、形成破溃，必要时可考虑植皮。

（邹　珩　王洪武）

参考文献

1. KAUVAR A N，CRONIN T J，ROENIGK R，et al. Consensus for nonmelanoma skin cancer treatment：basal cell carcinoma，including a cost analysis of treatment methods. Dermatol Surg，2015，41（5）：550-571.

2. SHOKROLLAHI K，JAVED M，AEUYUNG K，et al. Combined carbon dioxide laser with photodynamic therapy for nodular and superficial basal cell carcinoma. Ann Plast Surg，2014，73（5）：552-558.

3. LIN Y T，HSIAO Y C，CHIANG Y F，et al. Topical application of Photofrin® for photodynamic diagnosis of malignant cutaneous neoplasms. J Plast Reconstr Aesthet Surg，2018，71（10）：1487-1495.

4. MORRISON S A，HILL S L，ROGERS G S，et al. Efficacy and safety of continuous low-irradiance photodynamic therapy in the treatment of chest wall progression of breast cancer. J Surg Res，2014，192（2）：235-241.

5. CHOROMAŃSKA A，SACZKO J，KULBACKA J，et al. The potential role of photodynamic therapy in the treatment of malignant melanoma-an in vitro study. Adv Clin Exp Med，2012，21（2）：179-185.

6. CSCO 肿瘤光动力治疗专家委员会 . 肿瘤光动力治疗疗效评价标准 2014 共识（第 1 版）. 中国激光医学杂志，2014，23（6）：369-370.

7. HOUSEL J P，IZIKSON L，ZEITOUNI N C. Noninvasive extramammary Paget's disease treated with photodynamic therapy：case series from the roswell park cancer institute. Dermatol Surg，2010，36（11）：1718-1724.

第九节　胆道肿瘤光动力治疗操作规范

一、适应证

1.肝外胆管癌：无法手术根治性切除者；无法耐受或不愿接受手术切除者。

2.肝外胆管癌：外科手术后局部残留，切缘阳性或复发病灶者。

3.肝外胆管癌：对无法手术切除患者，通过术前新辅助治疗，使实现根治性切除或为肝移植创造条件。

二、禁忌证

1.血卟啉症及其他因光而恶化的疾病。

2.已知对光敏剂过敏者。

3.肿瘤已侵犯大血管及邻近主要血管，光动力治疗后肿瘤坏死可导致严重出血。

4.存在眼科疾病需在 30 d 内需要灯光检查者。

5.严重肝肾功能障碍，无法纠正者。

6.妊娠或哺乳期妇女。

7.患者处于恶病质状态，或晚期肿瘤患者无法耐受光动力治疗。

8.经内镜逆行胰胆管造影术（endoscopic retrograde cholangial pancreatography，ERCP）或经皮肝穿刺胆道引流术（percutaneous transhepatic cholangial drainage，PTCD）禁忌者。

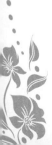

三、术前准备

1. 知情同意及告知：告知患者及其家属 PDT 治疗的过程、术中及术后的风险及并发症、预后及随访情况。告知该项治疗的优缺点及其他可选择的治疗方案，取得患者及其家属的同意。

着重对患者进行避光宣教：告知其避光的时间及程度。给药第 1 周时患者的皮肤和眼睛对光线十分敏感，此时需严格避光，避免直接暴露在阳光下的一切可能。

需留在室内至少 1 个月，室内可使用一个 60 W 以下的黄炽灯泡的台灯，可以观看电视，安全距离至少 2 m 以上。最好不要使用电脑或手机。

第 3 ~ 第 4 周患者皮肤对光线还有一定的敏感性，需避免强烈阳光直射和室内强光照明。患者可以在夜晚外出活动。如必须白天去户外，建议其阴天出行，或避开 10：00 ~ 14：00 光线最强时段。患者需戴上墨镜（＜4% 透光率）、手套、宽边帽、穿长袖衬衫、长裤、袜子。此期间建议患者要避免明亮的光线如阅读灯的照射；尽管普通室内光线不是有害的，但天窗直接照射的光线也应该避免，需要挂窗帘或躲避在阴影内。

30 d 后，建议患者进行光敏感试验，把他们的手放在一个有直径 2 cm 的洞的纸袋内，暴露在阳光下照射 10 min；如果在 24 h 内出现肿胀、发红、水泡，则患者应继续避光直到 2 周之后，再进行重新测试；如果在 24 h 内没有任何反应发生，患者可逐渐恢复接触阳光。可尝试第 1 天暴露于光照下 15 min，如没问题，可逐步增加暴露时间。初期建议避开阳光最强时段（10：00 ~ 14：00）。至少 3 个月不要进行日光浴或使用太阳灯或日光浴床。还需避免眼部检查。

2. 病房要求：病房内避免太阳光直射入内，采用小功率乳白色灯光照明或使用台灯。

3. 患者注射光敏剂后需待在房内，医师应密切注意观察病情变化。

4. 患者注射光敏剂 48 ~ 72 h 后做 PDT。

5. 医务人员在操作过程中需佩戴防护眼镜。

四、PDT 治疗设备、光敏剂和光纤

1. 设备：630 nm 或 650 nm 光动力治疗仪。

2. 光敏剂：第一代（Hp 及其衍生物）、第二代等。

3. 光纤：柱状光纤。

五、操作过程及技巧

1. ERCP 下光动力治疗的步骤

通过 ERCP 评估需胆管肿瘤长度、确定照射范围，并制订相应的治疗计划。

若患者术前胆红素水平高者，通常需要留置鼻胆管减黄。

在致敏阶段中静脉注射光敏剂，注射药物期间，准备好抗过敏药物及抢救药物，并进行心电监护。

药物注射 48 ~ 72 h 后（肿瘤组织与周围正常组织中药物浓度差最佳时），进行 ERCP 下光纤照射治疗。

激光照射方法：将柱形弥散光纤由电子内窥镜活检孔导入，通过导管辅助，将光纤送到肿瘤部位。柱形光纤中心照射范围覆盖在肿瘤狭窄段上下各 1 cm 内，若狭窄段长，可分段依次照射，两段间有 0.5 cm 的重叠。应用波长为 630 nm、能量密度为 180 J/cm^2 的光纤照射进行治疗，照射时间为每个部位 20 min。

光照结束后，根据患者具体情况，留置塑料支架或金属支架。

2. PTCD下光动力治疗的步骤

在超声引导下，经皮穿刺肝内胆管，并造影评估需胆管肿瘤长度、确定照射范围，并制订相应的治疗计划。

对于低位胆管梗阻，穿刺任意一侧肝内胆管即可；对于肝门部胆管梗阻，需穿刺左、右两侧肝内胆管，确保后期光动力治疗更充分。

若患者术前胆红素水平较高者，可留置PTCD管减黄。

在致敏阶段中静脉注射光敏剂，注射药物期间，准备好抗过敏药物及抢救药物，并进行心电监护。

药物注射 48 ~ 72 h 后（肿瘤组织与周围正常组织中药物浓度差最佳时），进行 PTCD 下光纤照射治疗。

激光照射方法：先将导丝插入通过肿瘤狭窄部位，将柱形弥散光纤由经皮鞘管导入，通过导管辅助，将光纤送到肿瘤部位。柱形光纤中心照射范围覆盖在肿瘤狭窄段上下各 1 cm 内，若狭窄段长，可分段依次照射，两段间有 0.5 cm 的重叠。应用波长为 630 nm、能量密度为 180 J/cm^2 的光纤照射进行治疗，照射时间为每个部位 20 min。对肝门部胆管肿瘤，分别从两侧胆管进行光照治疗。

光照结束后，根据患者具体情况，留置PTCD管或金属支架。

3. 操作技巧

因光纤细且容易折断，可将柱状光纤预先置入双腔导管内，然后将光纤及导管循导丝同步送入需要照射的病变区域。如肿瘤区域胆管狭窄较为严重，可采用探条或柱状气囊先对狭窄段进行扩张。对于肝门部胆管癌，由于左、右肝内胆管分支受累及，因此需要先导丝超选进入左、右目标胆管，然后进行光照治疗，这样可以更充分对肿瘤进行治疗。注意将光纤恰当的分布，避免过多照射非肿瘤组织，同时避免肿瘤组织重复照射。因此，在光动力照射前，通过造影评估肿瘤的大小，选择合适长度的光纤对肿瘤进行照射是尤为重要的。

六、疗效评价

1984年6月，全国激光血卟啉会议制定了"PDT疗效标准"。

1. 近期疗效标准

（1）CR：可见的肿瘤完全消失，持续1个月。

（2）SR：肿瘤的最大直径和其垂直直径或肿瘤高度的乘积缩小50%以上，并持续1个月。

（3）MR：肿瘤的最大直径和其垂直直径或肿瘤高度的乘积不足50%，并持续1个月。

（4）NR：肿瘤无缩小或增大。

2. 中数稳定期：第一次治疗开始到病灶两径乘积增大25%。

3. 中数治疗后生存期：第一次治疗开始到死亡或末次随诊的时间。

七、并发症及处理

（一）常见并发症

1. 光敏反应发生率为5% ~ 28%，临床表现主要为皮肤过度晒伤样改变，如充血、红肿、辣痛，少数出现皮疹，多为红斑、丘疹，伴瘙痒或灼痛，重者可能出现脱皮、水疱。后期可能出现色素沉着。对患者进行避光教育是整个治疗的一部分，告知患者使用保护性的服装及注意事项是十分重要的。一旦发生，在皮肤最初出现麻刺感或红斑时，应立即躲避阳光，用冷水湿敷发热红肿的部位，此后需避免阳光直射2周。对于出现皮疹者，可口服抗过敏药物，局部涂抹含激素类的药膏。对于明显肿胀、出现水疱者，为严重的光毒性反应，需静脉使用激素类药物、口服抗过敏药，避免接触阳光。

2. 发热可能为肿瘤坏死的吸收热，或是肿瘤照射后形成坏死物堵塞管腔导致胆管炎所致。可对症退热、抗感染等治疗，合并黄疸者需疏通引流管或更换支架。

3. 胰腺炎对于胆管下段肿瘤，光动力治疗后容易引起乳头水肿，使胰液流出障碍，导致急性胰腺炎，可通过乳头括约肌切开或放置胰管支架来预防胰腺炎。

（二）严重并发症

1. 穿孔，胆管癌进行 PDT 时，如肿瘤侵及管壁的全层时，照射后肿瘤组织坏死，随着坏死物的脱落，有发生穿孔的可能。需禁食及肠内营养支持治疗，建立有效的胆管引流和腹腔内引流，必要时外科手术干预。

2. 胆道出血，考虑原因：肿瘤侵及邻近大血管，肿瘤组织经 PDT 后出现坏死，随着坏死组织脱落，形成胆管血管瘘，导致严重出血的发生。一旦出现应立即建立静脉通路，给予药物止血，条件许可应及时内窥镜干预，采用胆管内球囊或覆膜金属支架压迫止血；也可实施 DSA 血管介入栓塞治疗；内窥镜及放射介入治疗无效时可行外科治疗。

（胡　冰　吴　军）

参考文献

1. PEREIRA S P, AITHAL G P, RAGUNATH K, et al. Safety and long term efficacy of porfimer sodium photodynamic therapy in locally advanced biliary tract carcinoma. Photodiagnosis Photodyn Ther, 2012, 9（4）: 287-292.

2. LEE T Y, CHEON Y K, SHIM C S, et al. Photodynamic therapy prolongs metal stent patency in patients with unresectable hilar cholangiocarcinoma. World J Gastroenterol, 2012, 18（39）: 5589-5594.

3. CHEON Y K, LEE T Y, LEE S M, et al. Long-term outcome of photodynamic therapy compared with biliary stenting alone in patients with advanced hilar cholangiocarcinoma. HPB, 2012, 14（3）: 185-193.

4. RERKNIMITR R, ANGSUWATCHARAKON P, RATANACHUEK T, et al. Asia-Pacific consensus recommendations for endoscopic and interventional management of hilar cholangiocarcinoma. J Gastroenterol Hepatol, 2013, 28（4）: 593-607.

5. HARSHA MOOLE, HARSHA TATHIREDDY, SIRISH DHARMAPURI, et al. Success of photodynamic therapy in palliating patients with nonresectable cholangiocarcinoma: a systematic review and meta-analysis. World J Gastroenterol, 2017, 23（7）: 1278-1288.

6. COSGROVE N D, AL-OSAIMI A M, SANOFF H K, et al. Photodynamic therapy provides local control of cholangiocarcinoma in patients awaiting liver transplantation. Am J Transplant, 2014, 14（2）: 466-471.

7. 李黎波, 李文敏, 项蕾红. 光动力疗法在中国的应用与临床研究. 中国激光医学杂志, 2012（5）: 278-307.

8. SADANALA K C, CHATURVEDI P K, SEO Y M, et al. Sono-photodynamic combination therapy: a review on sensitizers. Anticancer Res, 2014, 34（9）: 4657-4664.

9. PARK D H，LEE S S，PARK S E，et al. Randomized phase Ⅱ trial of photodynamic therapy plus oral fluoropyrimidine，S-1，versus photodynamic therapy alone for unresectable hilar cholangiocarcinoma. Eur J Cancer，2014，50：1259-1268.

附录——食管光动力治疗流程图

根治性治疗适应证
- 食管癌的癌前病变
- 早期食管癌 T1N0M0 不愿手术或不能手术或重要脏器功能不全不能手术的患者
- 手术或放疗后局部复发

姑息性治疗适应证
- 局部晚期食管癌患者完全阻塞管腔
- 肿瘤巨大导致食管狭窄、吞咽困难
- 放化疗后肿瘤复发食管梗阻者
- 不适宜手术或放疗的患者

食管癌光动力治疗适应证

食管癌光动力治疗禁忌证
1. 对光敏剂过敏者
2. 生命体征不平稳者
3. 明显凝血功能障碍者
4. 原有 Hp 病或伴随其他光照射而加重的疾病
5. 食管癌合并食管静脉曲张者
6. 食管癌合并食管气管瘘或食管纵隔瘘者
7. 溃疡型病灶并出血或容易穿孔者
8. 肿瘤浸润全层治疗后可能发生瘘者
9. 眼部疾病需接受灯光检查者
10. 计划 30 d 内行手术者
11. 孕妇慎用

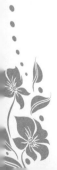

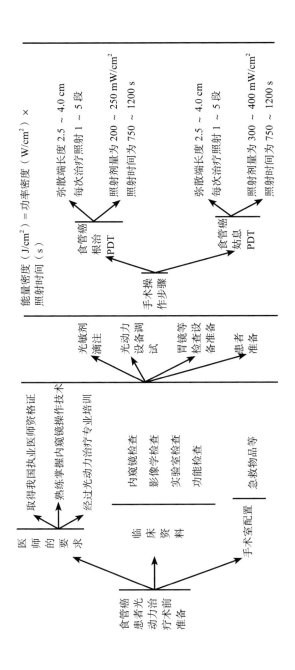

能量密度（J/cm²）= 功率密度（W/cm²）× 照射时间（s）

食管癌根治 PDT
- 弥散端长度 2.5 ~ 4.0 cm
- 每次治疗照射 1 ~ 5 段
- 照射剂量为 200 ~ 250 mW/cm²
- 照射时间为 750 ~ 1200 s

食管癌姑息 PDT
- 弥散端长度 2.5 ~ 4.0 cm
- 每次治疗照射 1 ~ 5 段
- 照射剂量为 300 ~ 400 mW/cm²
- 照射时间为 750 ~ 1200 s

手术操作步骤

食管癌患者光动力治疗术前准备

医师的要求
- 取得我国执业医师资格证
- 熟练掌握内镜操作技术
- 经过光动力治疗专业培训

临床资料
- 内镜学检查
- 影像学检查
- 实验室检查
- 功能检查

手术室配置
- 急救物品等

- 光敏剂滴注
- 光动力设备调试
- 胃镜等检查设备准备
- 患者准备

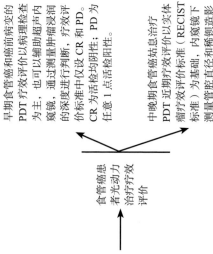

早期食管癌和癌前病变的PDT疗效评价以病理检查为主，也可以辅助超声内窥镜，通过测量肿瘤浸润的深度进行判断，疗效评价标准中仅设CR和PD。CR为活检均阴性；PD为任意1点活检阳性。

内窥镜可通过的中晚期食管癌以内窥镜下测量管腔狭窄段最小直径作为评价指标，不需要吞咽困难评分作为辅助评价指标。

内窥镜无法通过的中晚期食管癌狭窄段最小直径的测量，以内窥镜下测量或食管造影测量管腔最小直径作为主要评价指标，以食管癌吞咽困难评分标准（Stooler 吞咽困难分级）作为辅助评价指标。

食管癌姑息治疗PDT近期疗效评价观察时间为：治疗后4周；重复治疗时间为：4～12周；评价标准中仅设PR、SD、PD，不设CR。

具体判定标准
①治疗前后分别测量狭窄段最小直径，PR为治疗后最小直径增加≥30%；PD为治疗后最小直径缩小≤20%；SD为治疗后最小直径变化在PR和PD两者之间。
②治疗前后记录吞咽困难评分，PR为治疗后评分降低≥1分；PD为治疗后评分增加≥1分；SD为治疗后评分变化在PR和PD两者之间。

中晚期食管癌姑息治疗PDT近期疗效评价以实体瘤疗效评价标准（RECIST标准）为基础，内窥镜下测量管腔直径和稀钡造影综合判断肿瘤大小和管腔狭窄的最小直径，也可以辅助超声内窥镜、吞咽指数进行判定。

食管癌患者光动力治疗疗效评价

附图1　食管光动力治疗流程

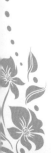

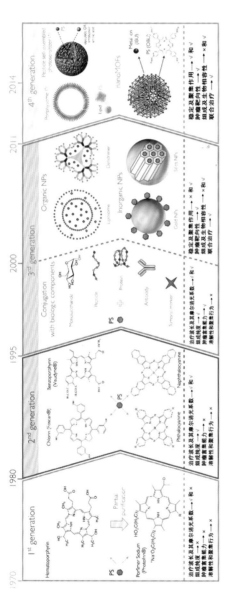

彩插 1 阴道多节段脱垂与机制示意（正文 024 页）

来源：LISMONT M, DREESEN L, WUTTKE S. Metal-organic framework nanoparticles in photodynamic therapy: current status and perspectives. Advanced Functional Materials. 2017, 27（14）: 1606314.